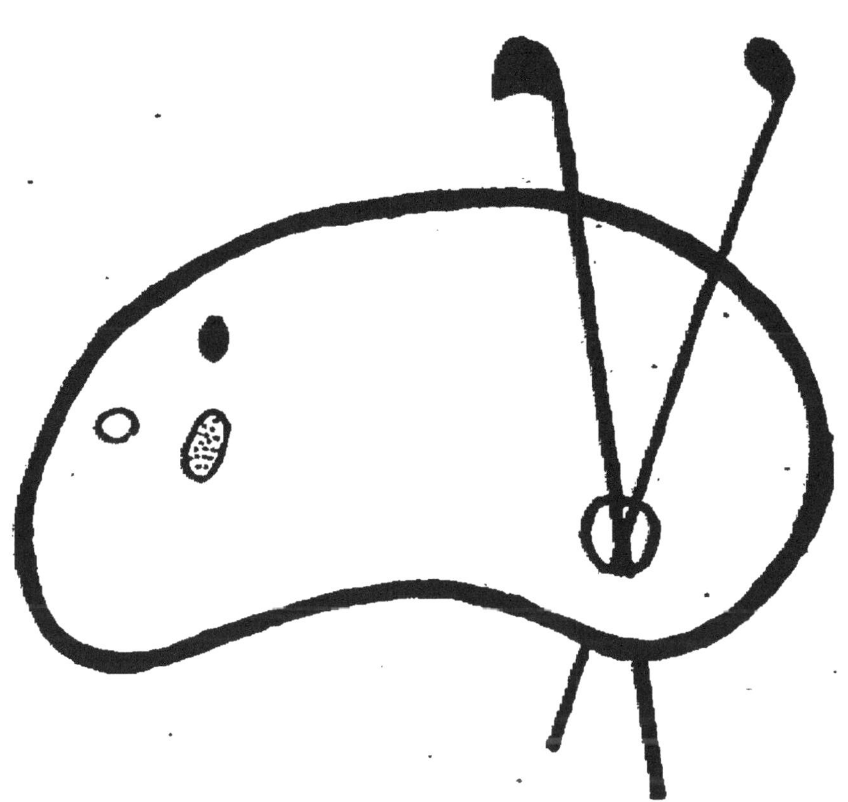

BIBLIOTHÈQUE DU "FOYER"

MANUEL

DES

DAMES INFIRMIÈRES

CHARGÉES DANS LES HÔPITAUX

D'ADMINISTRER LES MÉDICAMENTS

PAR

MM. LAHACHE et NAVARRE

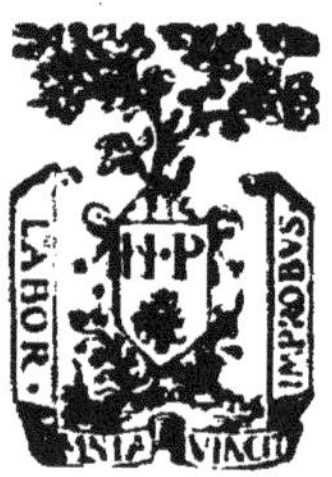

PARIS

LIBRAIRIE PLON

PLON-NOURRIT ET Cie, IMPRIMEURS-ÉDITEURS

8, RUE GARANCIÈRE — 6e

1916

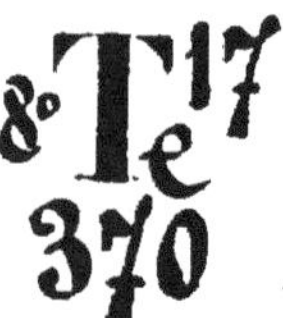

PARIS

TYPOGRAPHIE PLON-NOURRIT ET Cie

8, Rue Garancière

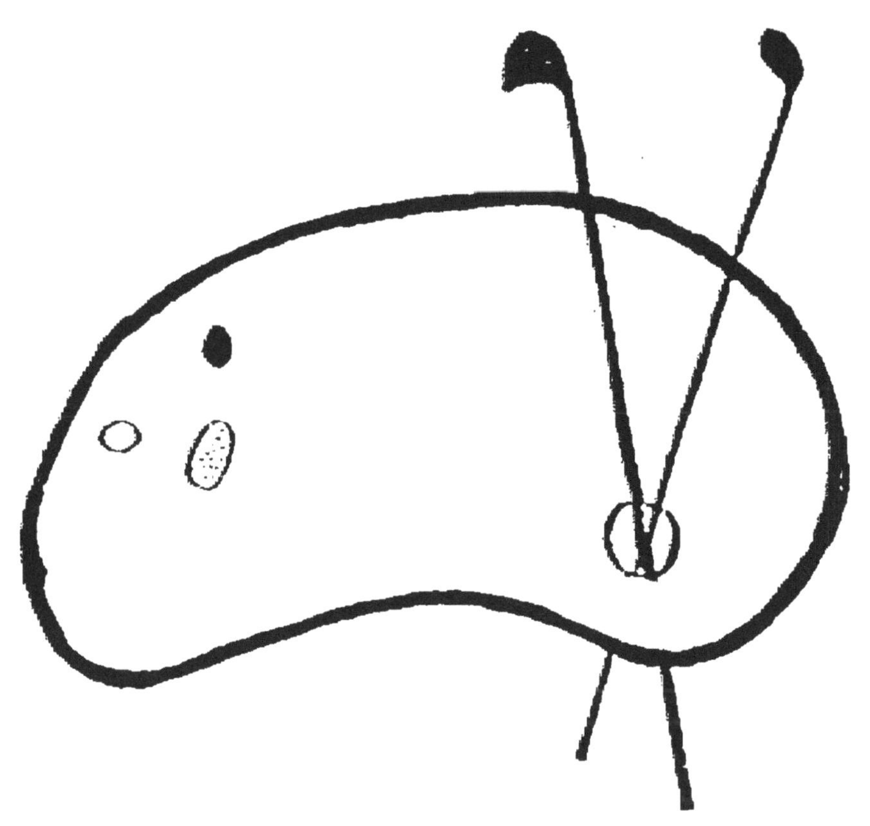

FIN D'UNE SERIE DE DOCUMENTS
EN COULEUR

MANUEL

DES

DAMES INFIRMIÈRES

BIBLIOTHÈQUE DU "FOYER"

MANUEL

DES

DAMES INFIRMIÈRES

CHARGÉES DANS LES HÔPITAUX

D'ADMINISTRER LES MÉDICAMENTS

PAR

MM. LAHACHE et NAVARRE

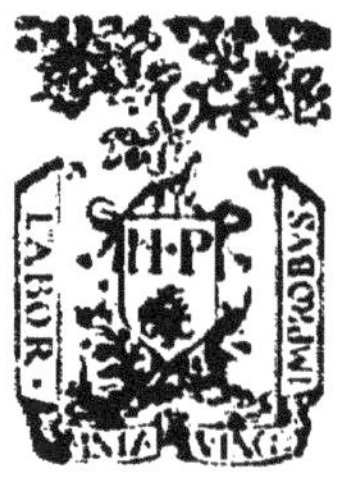

PARIS

LIBRAIRIE PLON

PLON-NOURRIT ET Cie, IMPRIMEURS-ÉDITEURS

8, RUE GARANCIÈRE — 6e

—

1916

PREMIÈRE LEÇON

MÉDICAMENTS

DIVISIONS

INSCRIPTIONS. — APPROVISIONNEMENTS

CAHIER DE VISITE

PRESCRIPTIONS POUR L'USAGE INTERNE

POUDRES
- *a)* PAQUETS
- *b)* CACHETS
- *c)* COMPRIMÉS

d) PILULES

MÉDICAMENTS

DIVISIONS. INSCRIPTIONS. APPROVISIONNEMENTS.

On appelle médicament : *toute substance appliquée au corps humain, soit intérieurement soit extérieurement, dans un but thérapeutique.*

Dans un hôpital, on peut dire aussi que toute substance, toute préparation venant de la pharmacie pour le service des malades et des blessés est un médicament.

Un sinapisme est un médicament tout comme un cachet de poudre de rhubarbe.

Une tisane inoffensive, telle l'infusion de tilleul, est un médicament comme une injection hypodermique faite avec un poison tel que la morphine.

L'essence de térébenthine employée en liniment est un médicament aussi bien que la potion qu'on avale ou que la sangsue destinée à provoquer des émissions sanguines.

Le lait, le café, les citrons, l'eau de seltz considérés au point de vue du régime et venant de la dépense ou de la cuisine sont des aliments : venant de la pharmacie, ce sont des médicaments.

Sortis de la pharmacie, les médicaments échappent à l'action, au contrôle du pharmacien.

C'est aux assistants et aux assistantes du médecin

traitant, aux infirmiers et aux infirmières chargés de cette partie du service qu'incombe le soin d'assurer l'exécution des prescriptions médicales et des petites manipulations qu'entraîne la distribution des médicaments aux malades.

Nous passerons sous silence et nous ne citerons que pour mémoire les médicaments qui doivent être préparés à l'avance à la pharmacie et qu'on appelle *composés officinaux*, de même que nous ne donnerons aucun renseignement sur les doses qui ne doivent pas être dépassées pour les toxiques : les erreurs qui pourraient exceptionnellement se produire à ce sujet dans les prescriptions ou les transcriptions ne pouvant échapper au service pharmaceutique chargé de préparer les médicaments.

Désirant envisager seulement les manipulations de médicaments dans leurs rapports les plus directs avec les malades, nous n'avons pas voulu surcharger notre exposé de détails étrangers à cette partie du service hospitalier.

Dans ces leçons nous nous efforcerons de faire connaître les instructions nécessaires à la préparation rationnelle et à la juste application des médicaments extemporanés les plus usuels, prescrits pour l'usage des malades et des blessés dans nos hôpitaux.

Cette étude est donc uniquement pratique. Elle rassemble, à la fois, les prescriptions légales, quelques procédés de pratique pure et aussi quelques coutumes.

Tout d'abord, chaque fois qu'on lit, qu'on écrit, qu'on manipule, qu'on parle, et qu'il s'agit de médicaments, la plus grande précision est indispensable. Il ne faut tenter de deviner, ni d'innover en rien.

En partant de ce principe, nous suivrons la visite du médecin et nous tâcherons de devenir pour lui, au point de vue pharmaceutique, un auxiliaire utile et compétent.

A chaque prescription, il faudra écouter et comprendre, écrire, puis exceptionnellement savoir préparer et régulièrement savoir demander à la pharmacie les médicaments, enfin administrer ceux-ci et si besoin est les ranger et les conserver.

Nous considérerons d'abord la division des médicaments en deux classes : ceux pour l'usage interne et ceux pour l'usage externe. Cette distinction est légale.

On ne délivre *comme médicaments* que ces deux catégories. Mais dans une pharmacie, dans un magasin, interviendra la notion de *poison* qui est différente et qui généralement ne correspond qu'à une quantité intolérable pour l'organisme.

Par exemple :

Voici sur un rayon de l'armoire aux poisons d'un magasin de pharmacie un petit flacon contenant quelques grammes d'une poudre blanche extrêmement vénéneuse, la strychnine. Il est étiqueté : *Toxique*.

Mais on en mettra cinq centigrammes dans un litre de vin tonique, ou un milligramme dans un centimètre cube d'eau distillée stérilisée pour injection hypodermique, toutes préparations destinées à être directement introduites dans l'organisme; la strychnine ne sert jamais pour l'usage externe.

Autre exemple :

Cent grammes d'extrait d'opium étiquetés *poison* dans la pharmacie serviront à préparer des pilules, des sirops, des potions opiacées, et aussi des liniments, des suppositoires : *usages interne* et *externe*.

Enfin de rares produits : poudre de cantharides,

oxydes de mercure, sont étiquetés *poison* et ne servent qu'à des préparations pour l'usage externe.

Donc on ne fait pas état du composant en quelque sorte : c'est surtout sa destination qui compte, et il y a par conséquent deux classes de médicaments :

1° **Dans un magasin : poisons et non-poisons.**

2° **Prêts à être délivrés aux malades** : usage interne et usage externe.

Dans une prescription médicale, il n'y aura que deux sortes de médicaments : ceux internes, ceux externes.

Sur l'étiquette de chacun seront marqués : le nom de la salle, le numéro du lit ou le nom du malade et la prescription détaillée. Il ne faut pas se contenter d'écrire : « Potion pour le sergent blessé au bras. »

Il faut écrire :

Salle Joffre. — Lit n° 6. Sergent X...

Potion.	Benzoate de soude	2 grammes.
	Sirop de codéine	20 —
	Julep gommeux q. s. pour 125 cc.	

Ne pas craindre, pour les très petites quantités et pour les médicaments très actifs d'écrire leurs noms et leurs poids en toutes lettres :

Exemple :

Potion avec teinture d'aconit . . . . 20 gouttes.
ou . . . . XX —
ou mieux . . . . vingt —

Pilules d'extrait d'opium à ***deux centigrammes*** n° 4.

C'est plus long, mais c'est plus sûr : les erreurs sont ainsi impossibles.

Les médicaments pour usage interne porteront selon les convenances une étiquette blanche, volante ou collée : pour l'usage externe, les médicaments placés dans des fioles jaunes, s'ils sont liquides porteront :

Une étiquette *orangée;*

Une bande *orangée;*

Une étiquette : *usage externe.*

Ces prescriptions sont légales : on ne saurait s'y soustraire. La loi prescrit en outre, mais uniquement dans les magasins et non pas pour la délivrance aux malades, l'emploi d'étiquettes et de bandes vertes pour certains médicaments dits : « *A séparer* » qui ne sont pas très toxiques, mais qu'on doit cependant manipuler avec prudence pour éviter des confusions :

Exemple :

L'Eau oxygénée;

L'Iode pur;

L'Iodoforme;

La Résorcine;

Le Calomel.

A retenir que jamais une étiquette verte ne doit sortir de la pharmacie. L'eau oxygénée qui n'y est que « *A séparer* » devient, si elle est délivrée pure à un service de chirurgie ou si elle est diluée comme gargarisme pour un service de médecine : *Médicament pour usage externe.*

On a reconnu de tout temps que, dans l'intérêt du service et pour la sécurité des malades, il était nécessaire de réduire au minimum l'approvisionnement en médicaments des locaux avoisinant les salles des malades.

La présence d'une agglomération de médicaments pour usages divers, qui ne peuvent être classés dans une armoire avec la méthode et les garanties qu'on trouve dans les locaux pharmaceutiques, peut causer des méprises, des erreurs redoutables; aussi le législateur a-t-il agi sagement en édictant cette règle qu'une salle de malade ou une salle annexe ne devait pas, dans un hôpital, posséder d'approvisionnement de médicaments.

Dans les hôpitaux pourvus de pharmaciens, toutes les préparations pharmaceutiques : solutions, potions, collyres, collutoires, gargarismes, tisanes, etc., doivent donc être faites à la pharmacie, et chaque jour les divisions de fiévreux et de blessés reçoivent, après la visite médicale, de la pharmacie, ce qui est nécessaire aux malades pour vingt-quatre heures.

Mais cette dernière disposition ne peut être étendue d'une façon intégrale à tous les médicaments. Pratiquement, on ne peut limiter à vingt-quatre heures la quantité des solutions pour pansements qu'un chirurgien doit toujours avoir immédiatement à sa portée : eau oxygénée, eau boriquée, solutions mercurielles faibles, solutions phéniquées, etc. Dans l'armoire aux médicaments, les médecins tiennent à trouver à toute heure une petite réserve de teinture d'iode, de collodion, de teinture de savon, etc.

L'application de la règle qui constitue la pharmacie, seule, dépositaire des approvisionnements doit être faite avec discernement. On ne peut nier l'utilité de certaines provisions dans les divisions de malades, on doit veiller seulement à ce qu'elles soient limitées, à ce qu'elles n'excèdent pas les besoins de quelques jours. On doit surtout bannir les poisons en nature, en solutions concentrées, les médicaments pour l'usage interne tels que : laudanum, liqueur de Fowler, teinture d'aconit, de noix vomique, etc.

Si cette prescription sage et prudente est facile à observer dans les grands hôpitaux dotés d'une pharmacie, d'une armoire de garde à la pharmacie ou d'un service pharmaceutique de garde, reconnaissons que dans les petites formations sanitaires privées de pharmaciens ou dont le service pharmaceutique est intermittent, il est tout naturel de voir se manifester une tendance à constituer dans les divisions de malades une réserve de plus en plus abondante de préparations diverses : cachets, pilules, sirops, etc.

C'est surtout dans ces formations, mesdames, que vous aurez à utiliser vos connaissances pharmaceutiques et que le médecin aura recours à vous pour des préparations telles que tisanes, cataplasmes, purgations, liniments, etc. Peut-être même sera-t-il nécessaire que vous sachiez peser une poudre, dissoudre un sel, mesurer une quantité déterminée d'une solution titrée, compter les gouttes d'une teinture qu'un malade devra prendre dans l'eau ou dans une tisane.

Vous nous excuserez si, parfois, nous ne passons pas sous silence des détails de manipulations qui paraîtront élémentaires. La pharmacie pratique est faite en grande partie de ces détails-là.

CAHIER DE VISITE

Le cahier de visite sur lequel sont inscrites les prescriptions et indications du médecin comprend à chaque page :

Le nom de la salle;

Le numéro du lit;

Le nom du malade ou du blessé;

Son grade, sa profession;

Et des colonnes verticales, pour le quantième du mois, les aliments, les médicaments et leur emploi, les soins à donner, les observations.

Le nom de la maladie ou l'indication de la blessure ne seront jamais inscrits sur ce cahier; c'est une des indications les plus formelles du secret professionnel.

Il est absolument nécessaire que le cahier de visite soit bien tenu pour éviter des erreurs qui pourraient être préjudiciables aux malades.

Le cahier de visite a en outre une réelle valeur comme pièce de comptabilité, car il constitue la justification fondamentale des consommations de toute nature.

Une infirmière est chargée de le tenir. Elle accompagne le médecin pendant la visite et inscrit sous sa dictée toutes les prescriptions au fur et à mesure qu'elles sont énoncées.

Ces cahiers, renouvelés tous les mois, comprennent

le nombre de feuilles présumées nécessaires pour le service à raison d'une page par lit de malade. Ils sont au nombre de deux, l'un pour les jours pairs, l'autre pour les jours impairs.

En passant la visite, le médecin tient à la main le cahier de la veille, tandis que l'infirmière inscrit les prescriptions sur celui du jour.

Pour pouvoir écrire sous la dictée, il est nécessaire d'employer des abréviations. Celles-ci sont limitées aux mots un peu longs. Nous n'en donnerons pas la liste. Mieux qu'une leçon, une pratique de quelques jours vous familiarisera avec les termes ainsi raccourcis mais compréhensibles. Il est bien recommandé aux infirmières de ne les employer que lorsqu'ils lui sont familiers et pour les médicaments non dangereux seulement.

Les médicaments dangereux doivent être inscrits en toutes lettres et les doses doivent être libellées très clairement.

Lorsque la visite est terminée, l'infirmière de service prépare immédiatement pour chaque médicament prescrit une étiquette mobile à l'aide du cahier de visite.

Pour ne pas retarder la préparation des médicaments, il est bon de remettre à la pharmacie les étiquettes aussitôt qu'elles sont terminées. La préparation des médicaments est faite d'après leurs indications.

Puis, toujours aidée du cahier de visite, l'infirmière établit sur un imprimé spécial le relevé journalier des médicaments pour usage interne prescrits à la visite. Ce relevé, signé du médecin traitant, remis ensuite à la pharmacie, sert à vérifier les médicaments au moment de leur livraison par la pharmacie.

Les tisanes sont inscrites sur le relevé particulier, mais leur liste est établie préalablement à part par une autre infirmière et remise de bonne heure à la pharmacie.

Les médicaments pour usage externe ne figurent pas sur le relevé particulier journalier, mais sont inscrits ser un bon spécial signé du médecin traitant.

Les prescriptions faites en dehors de la visite matinale, soit à l'heure de la contre-visite, soit autrement, les prescriptions faites aux entrants sont portées sur des bons. Les bons pour usage interne sont reportés au relevé particulier journalier du lendemain et annexés à ce relevé.

Les médicaments parviennent aux malades après la visite du matin, immédiatement avant les aliments. Ils sont en général distribués le matin pour toute la journée à moins d'avis contraire de la part du médecin. Cette distribution est faite le cahier à la main par l'infirmière chargée du relevé des médicaments.

En remettant à chaque malade le médicament qui lui a été prescrit, l'infirmière explique la façon de le prendre, elle le fait prendre elle-même aux malades impotents ou gravement atteints. Cette partie des fonctions de l'infirmière est parfois très pénible. Elle demande une patience à toute épreuve, une attention soutenue, une ponctualité et un dévouement constants. Les médicaments qui pour une raison quelconque ne sont pas consommés par les malades doivent être remis sans retard à la pharmacie.

Nous commencerons ici la revue des médicaments absorbés par la voie buccale. Les trois dernières leçons seront consacrées aux médicaments pour l'usage externe.

PRESCRIPTIONS POUR L'USAGE INTERNE

POUDRES

Beaucoup de substances médicamenteuses pouvant être pulvérisées, le nombre des poudres employées en thérapeutique est considérable. Ici les trois règnes de la nature ont été mis à contribution :

Citons, parmi les poudres végétales employées :

La poudre de cannelle;
— de charbon végétal;
— de gentiane;
— de gomme arabique ou du Sénégal;
— d'ipécacuanha;
— de jalap;
— de noix vomique;
— de quinquina;
— de rhubarbe, etc.

Citons parmi les substances minérales employées en poudre :

Le bicarbonate de soude;
Le carbonate et le phosphate neutre de chaux ;
La magnésie calcinée;
Le carbonate de magnésie;

Le nitrate ou azotate de potasse;
Le soufre sublimé, etc.

Parmi les substances organiques et les produits de synthèse :

La poudre de sucre de lait;
— d'antipyrine;
— d'aspirine;
— de benzonaphtol;
— de pyramidon, etc.

Parmi les produits animaux :

La poudre de pancréatine;
La poudre de viande;
La poudre de pepsine;
Certains extraits opothérapiques desséchés, etc.

Autrefois nos formulaires citaient la poudre d'os de seiche et celle d'yeux d'écrevisses, sans compter une foule d'autres disparues depuis longtemps.

Les poudres sont *simples :* telles celles que nous venons de citer... *Composées,* c'est-à-dire formées par une association de deux ou plusieurs poudres simples.

Ainsi nous trouvons dans nos formulaires :

La poudre d'ipécacuanha opiacée (poudre de Dower) :

Azotate de potasse pulvérisé	40 grammes.
Poudre d'opium	10 —
Poudre de réglisse	40 —
Poudre d'ipécacuanha	10 —

La poudre bismutho-magnésienne :

Sous-azotate de bismuth	50 grammes.
Magnésie calcinée	50 —

Sucre pulvérisé...............	100 grammes.
Essence de menthe...........	1 gramme.

La poudre de charbon créosotée :

Créosote de hêtre...............	1 gramme.
Benjoin pulvérisé...............	1 —
Poudre de charbon végétal.......	6 grammes.

La poudre de fer composée :

Fer réduit........................	1 gr.
Poudre de cannelle................	0 — 50
— gentiane................	0 — 50

Bien entendu, le médecin peut associer dans une poudre composée, telles substances qu'il juge utiles et dans les proportions qu'il croira convenables.

Voici un exemple de prescriptions de poudre composée :

Feuille de séné pulvérisée......	5 grammes.
Semence d'anis —	2 —
Poudre de rhubarbe —	5 —
Poudre de réglisse n° 1	10 —

Mêlez s. a. (secundum artem).

Une cuillerée à café chaque matin délayée dans un peu de confiture.

Pour parvenir aux malades, les poudres médicamenteuses sont pesées et conditionnées sous une des deux formes suivantes : paquets ou cachets.

A. — Paquets.

Comment répartit-on une poudre en une série de paquets? Dix paquets, par exemple.

On prépare et on installe sur une table dix petites

feuilles de papier blanc rectangulaires, de grandeur convenable et parfaitement propres.

La poudre étant placée sur une feuille de papier qu'on tient de la main droite, on fait glisser par de petites secousses des fractions égales du médicament sur chacune des feuilles alignées les unes à côté des autres; ou bien on se sert pour le transvasement d'un petit carton, d'une cuiller à moutarde, d'un appareil appelé compresso-doseur (quand il s'agit de remplir des cachets).

Cette opération se fait aisément avec un peu d'habitude et de coup d'œil. Si on hésite, employer un petit trébuchet et peser séparément chaque dose de poudre.

En un mot s'entourer de précautions et ne pas craindre de passer plus de temps pour éviter les erreurs : être précis.

La répartition de la poudre étant faite, comment termine-t-on le paquet?

Pour clore un paquet, on plie le petit rectangle de papier blanc en deux dans le sens de la longueur, puis on fait aux bords libres deux petits plis successifs : le tube aplati ainsi formé est plié en trois parties, les plus petites aux extrémités sont destinées à rentrer l'une dans l'autre.

Sur le paquet on inscrit le nom du médicament et la quantité.

Pour le délivrer à un malade, on ajoute le nom de la salle, le numéro du lit, etc.

La prescription en paquets peut être faite sous plusieurs formules.

Exemples :

Sulfate de soude, 40 grammes en un paquet.
1 paquet de 40 grammes de sulfate de soude.

40 grammes de sulfate de soude en 4 paquets.
Ou 4 paquets de 10 grammes de sulfate de soude.

Autre exemple :

10 grammes poudre de rhubarbe en 10 paquets.
Ou 10 paquets de 1 gramme poudre de rhubarbe, etc.

Le médecin indiquera la plupart du temps la façon de les prendre.

Qu'il vous suffise de savoir que les sels solubles seront dissous dans l'eau : eau pure, eau gazeuse, eau aromatisée; que les poudres insolubles, par exemple les poudres végétales, seront mêlées à l'eau, au miel, à de la confiture, etc.

Précautions à prendre pour délayer dans l'eau une poudre ou un mélange de poudres insolubles.

Certaines poudres simples ou mélangées ne peuvent être humectées que difficilement. On les placera au fond d'une tasse ou d'un verre et on n'ajoutera tout d'abord qu'un volume d'eau faible, ne dépassant pas le volume de la poudre : eau tiède de préférence; agiter rapidement avec une baguette de verre ou agitateur, ou une petite cuiller. La masse deviendra pâteuse, homogène, sans grumeaux. Elle sera facile à diluer par une addition ménagée de liquide. Ne pas exagérer la quantité d'eau : un demi ou un quart de verre suffit pour absorber une dose de poudre de charbon, de rhubarbe, de magnésie, etc.

On emploie encore pour absorber les poudres médicamenteuses l'une des formes pharmaceutiques suivantes : cachets, comprimés.

Une dose de poudre peut être prise dans un pain azyme, dans un cachet, dans une feuille de papier à cigarettes. Les Japonais emploient des feuilles très minces de caséine. Dans tous ces cas, on humecte dans l'eau et on avale avec une gorgée de liquide.

B. — CACHETS.

Les cachets sont constitués par deux cupules de pain azyme de forme ronde ou ovale, plates sur leurs bords et concaves dans leur partie centrale, destinées à recevoir des poudres médicamenteuses. Les bords sont soudés à l'aide d'un instrument spécial qui les humecte et les comprime légèrement l'un contre l'autre pour amener l'adhérence.

Les cachets ont remplacé les feuilles minces et plates de pain azyme d'autrefois qu'on humectait sur une cuiller et dans lesquelles on englobait les poudres médicamenteuses désagréables à avaler.

Les cachets sont toujours préparés à la pharmacie.

La première fois qu'un malade se trouve dans l'obligation d'avaler un cachet, il peut rester embarrassé : il est bon de lui montrer comment le cachet doit être préalablement humecté avec un peu d'eau ou de tisane, puis placé doucement sur la langue, enfin entraîné dans l'œsophage au moyen d'une gorgée de liquide.

C. — COMPRIMÉS

L'usage s'est répandu de mettre sous forme de comprimés certaines poudres simples : aspirine, quinine, salol, sulfonal, opium, etc.

Les poudres agglomérées par compression occupent un très petit volume et par suite sont facilement transportables et de conservation facile. Les comprimés sont des tablettes ou pastilles de forme lenticulaire. Les malades les avalent aussi facilement que les cachets en les entraînant au fond de la gorge avec une gorgée d'eau ou de tisane : mais il faut éviter de les laisser séjourner dans la bouche, où ils se désagrégeraient facilement.

Le reproche qu'on peut adresser aux cachets comme aux comprimés, c'est qu'ils ne portent pas le nom du médicament; mais il suffit de prendre pour un cachet ou un comprimé destiné à un malade le même soin que pour une poudre : le placer dans un papier plié en paquet sur lequel on inscrira le nom du médicament. Ces médicaments ne doivent pas former provision dans un service. La pharmacie les délivrera chaque jour.

Il faut un outillage tout à fait spécial pour préparer les comprimés, aussi leur fabrication est-elle exclusivement industrielle.

D. — Pilules

Les pilules sont des médicaments présentés sous forme de petites masses sphériques destinées à être avalées sans être mâchées. Toutes les substances qui composent la matière médicale sont susceptibles d'entrer dans leur composition.

Bien des drogues peuvent sans aucun intermédiaire être roulées en pilules, grâce à une consistance naturelle convenable. Parfois on est obligé de modifier une consistance trop dure ou trop molle par des intermédiaires, *des excipients* qui seront tantôt mous ou liquides, tantôt secs et pulvérulents.

C'est tout ce que nous dirons de leur préparation, car celle-ci relève uniquement du domaine de la pharmacie à cause des manipulations un peu délicates et des appareils spéciaux auxquels on doit avoir recours : nous nous bornerons à énumérer les pilules qui sont le plus fréquemment utilisées dans nos hôpitaux.

Pilules antidysentériques (pilules de Segond).

Chaque pilule renferme :

Poudre d'ipécacuanha	0 gr. 066
Calomel	0 — 033
Extrait d'opium	0 — 008

Pilules d'aloès.

Chaque pilule renferme :

Aloès	0 gr. 10

Pilules d'aloès et de savon.

Chaque pilule renferme :

Aloès	0 gr. 10
Savon médical râpé	0 — 10

Pilules de carbonate de fer.

Chaque pilule renferme :

Carbonate ferreux	0 gr. 02

Pilules de créosote.

Chaque pilule renferme :

Créosote	0 gr. 10

Pilules d'extrait de belladone.

Chaque pilule renferme :

Extrait de belladone	0 gr. 25

Pilules d'extrait d'opium.

Chaque pilule renferme :

Extrait d'opium	0 gr. 025

Pilules de Méglin.

Chaque pilule renferme :

Extrait de jusquiame	0 gr. 05
— valériane	0 — 05
Oxyde de zinc	0 — 05

Pilules de podophyllin.

Chaque pilule renferme :

Podophyllin	0 gr. 03
Extrait de belladone	0 — 01
Savon médicinal	0 — 03

Pilules de protoiodure de mercure.

Chaque pilule renferme :

Protoiodure de mercure	0 gr. 025
Poudre d'opium	0 — 01

Pilules de quinine.

Chaque pilule renferme :

Chlorhydrate basique de quinine	0 gr. 10

Pilules de térébenthine.

Chaque pilule renferme :

Térébenthine oléo-résine	0 gr. 20

Les *dragées* médicamenteuses sont des pilules ou des comprimés enrobés d'une couche de sucre qui assure la conservation du médicament et facilite l'ingestion.

L'enrobage peut être fait aussi avec une résine comme le baume de tolu. Quelquefois aussi, pour rendre les pilules plus agréables à la vue autant que pour en masquer la saveur, on les revêt d'une feuille d'or et plus souvent d'une feuille d'argent : mais ce n'est pas l'usage dans les hôpitaux.

Les *capsules et les perles* sont des sortes de pilules constituées par une enveloppe de gélatine, de gluten, de kératine, qui renferme les substances médicamenteuses liquides. Les enveloppes de gluten et de kératine ne se dissolvent que dans l'intestin.

Le *gluten* est une matière albuminoïde, plastique, insipide, élastique retirée des graines de céréales.

La *kératine* est le résidu de la digestion chlorhydropepsique *in vitro* des matières cornées.

On la prépare ordinairement avec des tiges de plume d'oie.

Les *perles* sont rondes et plus petites que les capsules, qui sont de forme ovale.

Les *granules* sont de petites pilules : alors que la pilule ordinaire pèse de 10 à 20 ou 25 centigrammes, le granule ne pèse que de 3 à 5 centigrammes.

On réserve cette forme médicamenteuse pour certaines substances très toxiques, pour les alcaloïdes, etc.

Tels sont les :

Granules	d'acide arsénieux à.....	1	milligramme.
—	d'atropine (sulfate) à....	1	—
—	de strychnine (sulfate) à.	1	—
—	d'aconitine à..........	$\frac{1}{10}$	de milligramme.
—	de digitaline cristallisée à	$\frac{1}{10}$	—

La plus grande prudence s'impose dans l'emploi de ces médicaments.

Toutes les pilules et leurs dérivés sont préparés à la pharmacie. Il est inutile d'en avoir un approvisionnement dans les services, lorsque l'hôpital possède un pharmacien, et si dans certains cas le chef de service fait une exception pour un choix de pilules aussi restreint que possible, il faut se rappeler qu'en général ces médicaments ne sont pas de très longue conservation. Certaines pilules durcissent avec le temps au point qu'elles peuvent traverser le tube digestif sans se dissoudre. Il faut les conserver au sec dans des flacons garnis de poudre inerte *(magnésie, amidon ou réglisse, lycopode, talc)* pour qu'elles n'adhèrent pas entre elles.

Il est évident que dans l'armoire à médicaments d'un service de médecine, les récipients contenant les cachets, comprimés, paquets ou pilules en provisions, devront porter des inscriptions nettes, en grosses lettres, indiquant le nom du médicament et la quantité renfermée dans un seul de ces paquets, cachets, comprimés ou pilules.

Par exemple :

Paquets de 1 gramme de poudre de rhubarbe.
Cachets de 0 gr. 50 d'antipyrine.
Comprimés de 0 gr. 25 de chlorhydrate de quinine.
Pilules d'extrait d'opium à 0 gr. 025.

DEUXIÈME LEÇON

BALANCES ET PESÉES

PRESCRIPTIONS POUR L'USAGE INTERNE *(Suite)*

e) SOLUTIONS

f) SIROPS

g) POTIONS

h) HUILES

FILTRATION

1° BALANCES ET PESÉES

A la fin de la précédente leçon, nous nous sommes occupés de la division en paquets et en cachets des poudres médicamenteuses. Cette opération nous a mis en présence de la balance, un instrument que tout le monde connaît : mais dans l'art pharmaceutique, la balance et surtout la petite balance appelée trébuchet demandent à être maniées avec une attention particulière et nous croyons qu'il est utile de vous rappeler les précautions que l'on doit avoir présentes à l'esprit lorsqu'il s'agit de pesées un peu délicates.

Dans la pratique de certaines pesées courantes, les erreurs de 1 gramme, de 5 grammes, de 10 grammes même sont négligeables. Peu importe qu'un bain d'amidon soit préparé avec 500 ou 510 grammes d'amidon, qu'un pédiluve sinapisé soit fait avec 95 ou 100 grammes de poudre de moutarde; mais si nous avons à peser 1 gramme d'antipyrine ou un demi-gramme de cryogénine, notre appréciation change, et c'est sur une approximation de quelques milligrammes que sera fixée notre attention. Cette approximation est encore plus rigoureuse s'il s'agit de peser un poison, un alcaloïde, de la morphine par exemple : mais nous sommes ici dans le domaine du pharmacien. Vous n'aurez pas à faire de telles pesées.

Nous résumons ici les précautions qu'exige le maniement du trébuchet :

1° Habituer l'œil à bien reconnaître et distinguer les poids de 5 grammes, de 2 grammes, de 1 gramme, les divisions du gramme jusqu'au centigramme;

2° Placer sur chacun des plateaux du trébuchet une feuille de papier et faire l'équilibre avec du papier;

3° Se servir autant que possible de la petite pince en cuivre *ad hoc* pour placer sur un des plateaux les divisions du gramme (cette pince trouve place à côté des poids dans le tiroir du trébuchet).

4° Ne jamais prendre une poudre autrement qu'avec une petite spatule ou un morceau de carton ou une petite cuiller en corne pour la placer sur l'autre plateau;

5° Mettre toujours les poids sur un seul plateau, c'est-à-dire peser directement et jamais par différence;

6° Élever toujours lentement, puis laisser redescendre doucement le fléau du trébuchet pour éviter les secousses et la dégradation du couteau;

7° Après pesée, remettre les poids dans leur casier, en les regardant encore avec attention pour s'assurer qu'aucune erreur n'a été commise; que la balance soit toujours bien propre.

Dans les hôpitaux pourvus de pharmacien, vous n'aurez sans doute que très rarement à vous servir de la balance, mais dans les petites formations sanitaires, on sera très heureux de recourir à vous pour des pesées telles que celles-ci :

30 grammes sulfate de magnésie à dissoudre dans 2 verres d'eau pour purgation.
10 grammes de tilleul pour un litre d'infusion.
100 — de poudre de moutarde (pour un bain de pieds sinapisé).

Toutes quantités qui seront pesées sur une balance pouvant peser jusqu'à 5 kilogrammes.

Ou : 1 gramme d'antipyrine (à dissoudre dans un demi-verre d'eau).
1 gramme de poudre d'ipéca (à délayer dans un demi-verre d'eau tiède).
Quassia en copeaux : 2 grammes (à mettre macérer dans un litre d'eau froide).

Ces dernières quantités seront pesées à l'aide du trébuchet.

2° PRESCRIPTIONS POUR L'USAGE INTERNE *(Suite)*

Solution, sirop, potion; voilà trois termes qui reviennent souvent au cours d'une visite médicale. Ces trois formes, à cause de la facilité d'absorption et d'assimilation, à cause de la commodité de la mesure en cuillerée, occupent dans la thérapeutique une place très importante.

Il importe de connaître d'abord ce qui différencie essentiellement une solution d'un sirop, un sirop d'une potion, afin qu'il ne survienne aucune confusion, lorsque sur le cahier de visite vous recueillerez les prescriptions du médecin traitant.

Une solution est toujours limpide, jamais elle ne renferme de sucre.

Elle peut contenir, outre des médicaments solides dissous dans l'eau, des liquides comme la glycérine, l'alcool, mais pas de sirop.

Un sirop est une solution médicamenteuse saturée de sucre.

Une potion est une forme médicamenteuse liquide renfermant des quantités de sirop variables du quart à la moitié de son poids environ.

Une potion est plutôt rarement limpide, les substances actives s'y trouvant souvent à l'état de suspension ou d'émulsion.

E. — SOLUTIONS

Une solution est une forme physique plutôt qu'une forme pharmaceutique proprement dite. Elle est composée d'un véhicule et d'un ou de plusieurs corps dissous.

Cette forme est à l'origine même de toute préparation pharmaceutique liquide, des sirops, des solutés du Codex, des solutions concentrées diverses, des potions et aussi des solutés pour l'usage externe, des lavements, des gargarismes, etc.

Nous ne nous occuperons ici que des solutions aqueuses pour usage interne.

Nous ne parlerons des solutions huileuses, alcooliques, éthérées, qu'à propos des huiles et des solutés pour usage externe.

Pour préparer une solution aqueuse, le corps à dissoudre sera pesé. Le véhicule sera ou pesé ou mesuré, selon qu'on devra rapporter le poids du corps actif à un poids ou à un volume de solution. Cette distinction est essentielle, puisque :

1 cuillerée à café renferme..........	5 cc.
1 cuillerée à dessert ou à entremets ..	10 —
1 cuillerée à soupe ou à potage......	15 —

La dissolution sera faite à froid ou à chaud s'il est nécessaire : dans ce dernier cas, laisser refroidir avant de clarifier par filtration sur un tampon de coton hydrophile ou un filtre en papier; n'employer aucun instrument de métal, qui risquerait d'être attaqué; n'utiliser que faïence, porcelaine, verre, récipients émaillés dont l'émail est intact. (Pour les tisanes, on peut se servir de casseroles étamées.) Enfin, et ce temps est très important, compléter la solution au poids ou au volume total et étiqueter. Pour éviter les confusions, n'employer que des fractions à dénominateurs décimaux : dixième, centième, millième. Si on le peut, rapporter tout à 100, ce qui permet une appréciation plus nette et plus rapide de concentration.

Par exemple, dans un placard de réserve, écrire :

Iodure de potassium à.	10 o/o	plutôt que à	$\frac{1}{10}$
Antipyrine à........	20 —	—	$\frac{1}{5}$
Benzoate de soude à..	5 —	—	$\frac{1}{20}$
Phosphate de soude à.	10 —	—	$\frac{1}{10}$ ou à $\frac{100}{1000}$

Le principal avantage de la solution à la pharmacie est d'assurer la conservation pratique des médicaments sous une forme commode à manipuler.

Il n'y a qu'un mot à dire des solutions prescrites à une visite par le médecin. On écrira sur le cahier de visite, suivant la dictée :

Iodure de potassium........	2 grammes.
Eau distillée	125 —

A prendre dans les 24 heures.

Ou bien :

Antipyrine : solution à 10 o/o.... 30 grammes.

Une cuillerée à potage matin et soir au moment des névralgies.

Si le médicament déplaît au goût des malades, on versera la quantité à absorber dans un verre et on aromatisera avec un peu de limonade, de sirop, de thé. Par exemple, le goût désagréable du salicylate de soude est très bien masqué par le lait.

Parmi les solutions inscrites au Codex ou au F. H. M., citons :

La solution d'acide arsénieux à 0 gr. 10 °/₀ ou à $\frac{1}{1000}$
— de lactophosphate de chaux à 17 °/₀
— hydroalcoolique glycérinée d'extrait de quinquina à .... 20 —
La solution glycérinée de goudron à..... 1 —
— hydroalcoolique de quinine à. 5 —
— alcoolique de strychnine à 0 gr. 1 — ou $\frac{1}{1000}$
— de terpine dans un mélange alcool glycériné à .... 1 —
La solution alcoolique de trinitrine à.... 1 —

Rappelons-nous qu'on ne doit laisser à la disposition du malade que la quantité destinée à être absorbée dans les vingt-quatre heures ; en général, la prescription du médecin restreint à cette durée l'usage des médicaments internes. Les fioles seront bouchées au liège, si les préparations contiennent des substances volatiles (comme l'éther), ou autrement avec un bouchon en porcelaine. La cuiller et le verre seront spéciaux à chaque malade.

F. — Sirops

Ce sont des médicaments très sucrés, de consistance épaisse, dont le type est le sirop de sucre, ou sirop simple : 1 litre de sirop simple pèse 1 200 grammes environ et renferme environ 800 grammes de sucre et 400 grammes d'eau, qu'il soit préparé à froid ou à chaud.

Les sirops peuvent contenir en solution des extraits

végétaux tels que : extrait d'ipéca, d'opium, de quinquina;

Des produits chimiques : iodure de fer, codéine, biiodure de mercure, chloral, etc.;

Des essences, des parfums, des produits agréables au goût, essence de citron, orange amère, sucs de groseille, framboise, etc. Ces derniers sont d'un grand secours pour aromatiser les médicaments au moment de l'absorption.

Le médecin prescrira donc, soit un sirop du F. H. M. ou du Codex, soit un mélange de divers sirops plus ou moins actifs, soit une solution d'un corps actif dans un mélange de divers sirops.

Les sirops les plus communément prescrits dans les hôpitaux sont : le sirop de baume de tolu, de codéine, diacode ou d'opium faible, d'opium normal, de belladone, de digitale, d'iodure de fer, le sirop iodotannique, celui de chloral, d'éther, etc.

Voici deux exemples de prescriptions médicales faites au lit du malade :

Sirop	Benzoate de soude	4 grammes.
	Eau distillée de laurier-cerise.	10 —
	Sirop de baume de tolu.....	q. s. pour 125 cc.

Une cuillerée à dessert toutes les deux heures.

Sirop de digitale	20 grammes.
— de belladone..................	20 —
— diacode....................	120 —

Une cuillerée à café matin et soir.

On se souviendra que :

1 cuillerée	à potage	= 15 cc.	et renferme	20 gr.	de sirop.
1 —	à dessert	= 10 —	—	13 —	—
1 —	à café	= 5 —	—	7 —	—

On emploie les sirops non seulement pour l'usage

interne; nous les verrons encore entrer dans la composition de quelques collutoires et gargarismes.

G. — Potions.

Médicaments liquides, sucrés, contenant des principes actifs en solution, en suspension ou en émulsion. La potion est la forme qui permet à la fois de fournir au malade une préparation assez agréable au goût, et de diluer le médicament actif de manière à en faire absorber une quantité précise par cuillerée.

La potion renferme donc : un ou plusieurs médicaments, une substance sucrée, généralement un sirop, et de l'eau pour compléter à un volume donné.

Dans les hôpitaux la potion est de 125 grammes, c'est-à-dire renferme :

8 cuillerées à potage.
12 — à dessert.
25 — à café.

Souvent, le sirop ou l'arome qui entre dans la formule d'une potion est en même temps le médicament actif.

Une potion qui ne renferme pas de produit insoluble doit être limpide, ou très légèrement opalescente, car la gomme qui entre dans la majorité des potions s'oppose à la limpidité parfaite.

La gomme fait partie du julep gommeux, qui est le véhicule courant de la plupart des médicaments actifs prescrits en potions. Voici la formule du julep gommeux ou potion gommeuse :

Gomme du Sénégal	6	grammes.
Eau distillée de fleur d'oranger ...	5	—
Sirop simple..................	30	—
Eau.........................	100	—

Cette potion gommeuse ne peut être associée à tous les médicaments. Ceux qui, comme le perchlorure de fer, l'alcool, le pyramidon, etc., ne peuvent être mélangés à la gomme, qui les altère, trouvent un véhicule approprié dans la potion simple, qui a la même formule que ci-dessus moins la gomme.

Quelques potions d'un emploi général ont vu leurs formules consacrées officiellement par leur inscription au Codex et au F. H. M. Voici les principales :

Potion antivomitive ou potion de Rivière :

Potion n° 1	Bicarbonate de soude.	2	grammes.
	Sirop simple.........	15	—
	Eau................	30	—
Potion n° 2	Acide tartrique.......	2	—
	Sirop simple.........	15	—
	Eau................	30	—

On administre cette potion, qui est livrée par la pharmacie en deux fioles, en donnant d'abord au malade une cuillerée de la potion n° 1, puis sans attendre une cuillerée de la potion n° 2, et ainsi de suite.

Potion de café :

Café torréfié en poudre...........	10 grammes.
Eau bouillante......	q. s. pour 1 décil. d'infusion.
Sirop simple....................	30 grammes.

Potion antispasmodique :

Eau aromatique de menthe........	60 grammes.
Sirop simple....................	30 —
Laudanum (XXX gouttes normales)	0 gr. 70
Ether alcoolisé.................	2 grammes.

Tenir cette potion toujours bouchée au liège.

Potion calmante :

Eau distillée de laurier-cerise......	5	grammes.
Sirop de codéine................	20	—
Eau.........................	100	—

Potion de Todd....	Alcool à 60°.........	40	grammes.
	Teinture de cannelle..	5	—
	Sirop simple.........	30	—
	Eau..............	75	—
Potion kermétisée..	Kermès minéral......	0 gr. 10	
	Sucre blanc.........	5	grammes.
	Poudre de gomme adragante............	0 gr. 50	
	Potion gommeuse....	une.	
Potion stimulante..	Extrait de quinquina..	5	grammes.
	Teinture de quinquina.	5	—
	Acétate d'ammoniaque liquide............	30	—
	Potion simple........	une.	
Potion éthérée.....	Eau aromatique de menthe..............	60	grammes.
	Sirop simple.........	30	—
	Ether alcoolisé.......	2	—

Tenir cette potion toujours bouchée au liège.

Potion opiacée.....	Teinture d'opium .... (LVI gouttes normales)	1	gramme.
	Potion gommeuse.....	une.	
Potion à l'huile de ricin.......... Emulsion purgative (codex 66).	Huile de ricin........	30	grammes.
	Poudre de gomme du Sénégal...........	8	—
	Eau de menthe.......	15	—
	Sirop simple.........	30	—
	Eau ordinaire........	60	—

Certaines potions émulsives se préparent encore avec le *lait d'amande* obtenu en délayant dans l'eau une pâte d'amande très fine (amandes douces : 30 grammes ; amandes amères : 2 grammes; gomme adragante : 0 gr. 5; eau de fleur d'oranger : 10 grammes) pour eau 120 cc. Avant l'addition de la gomme, du sirop et du principe actif, on passe l'émulsion d'amande. Elle peut être remplacée par une émulsion d'huile d'amande douce au moyen de la poudre de gomme du Sénégal. Cette préparation, additionnée d'eau et de sirop simple, constitue le *looch blanc,* qui n'est plus guère employé dans les hôpitaux.

Les formules de potions inscrites dans les Pharmacopées ne sont nullement obligatoires et le médecin peut formuler comme bon lui semble. D'ailleurs elles ne représentent qu'une faible fraction des potions couramment prescrites. La quantité de potion nécessaire pour une journée est généralement de 125 grammes, mais le médecin peut, suivant qu'il le juge utile, modifier ce nombre même.

Exemples de prescriptions de potions :

1°	Acétate d'ammoniaque	4 grammes.
	Potion simple..................	1 gramme.
2°	Benzoate de soude.............	4 grammes.
	Sirop de codéine	30 —
	Eau distillée de laurier-cerise....	5 —
	Eau .... q. s. pour	125 cc.

Ces potions sont limpides.

Les potions où il entre des extraits incomplètement solubles dans l'eau : des poudres insolubles comme le kermès, le sous-nitrate de bismuth, l'oxyde blanc d'antimoine, etc., non seulement sont opaques, mais laissent précipiter au fond de la fiole une partie du médicament actif. Dans ce cas, ces fioles doivent être munies d'une étiquette :

Agitez avant usage

pour rappeler que la potion ne doit être donnée au malade que lorsqu'on a, par une agitation énergique, rendu l'homogénéité au médicament. Dans ces potions, la dose de gomme du Sénégal est parfois augmentée ou on lui substitue la gomme adragante pour obtenir une suspension plus parfaite.

Enfin il est des potions où on utilise les propriétés émulsionnantes de quelques résines, du jaune d'œuf, pour amener le principe actif à l'état de division extrême et faciliter son administration au malade.

Dans les potions purgatives aux résines de jalap et de scammonée, ces résines sont à la fois principes actifs et corps émulsionnant.

Dans la potion à l'essence de térébenthine, on se sert généralement, comme émulsionnant, du jaune d'œuf avec ou sans addition de gomme ou de lait.

H. — Huiles.

Les huiles employées en nature, pour l'usage interne, sont peu nombreuses :

Citons les principales :

Huile d'amande.
Huile de foie de morue.
Huile de ricin.

Le palais du malade s'accommode mal du passage des huiles, qui produit le plus souvent un effet nauséeux.

C'est pour cela qu'on s'est ingénié à dissimuler aux malades leur consistance et leur saveur en leur donnant une forme émulsive qui constitue une véritable potion.

Quand les huiles seront prescrites en nature, non

émulsionnées, vous pourrez, suivant les indications du médecin ou le goût du malade, les additionner d'une petite quantité d'une infusion aromatique telle que thé, verveine, camomille, etc., ou de café chaud, ou de jus de citron, d'orange ou de sirop de groseille, de framboise, de cerise, de mûres, d'orange, etc.

Pour débarrasser rapidement la bouche du malade de l'impression grasse et nauséeuse qui parfois peut déterminer le vomissement, des bonbons acidulés, des pastilles fortement aromatisées, à la menthe ou autrement, du suc ou extrait de réglisse interviendront utilement.

FILTRATION

Nous avons vu au cours de cette leçon que les solutions pour l'usage interne devaient toujours être limpides. Nous apprendrons plus loin que cette qualité est également indispensable pour les solutions médicamenteuses destinées aux pansements. On est presque toujours obligé de les filtrer au moment de leur préparation, et bien souvent, au bout de quelques jours, certaines d'entre elles laissant se former un dépôt, on doit encore recourir à une nouvelle filtration.

La filtration a donc pour but de séparer d'un liquide les particules qu'il contient en suspension. C'est une opération courante en pharmacie. Dans les divisions de malades ou de blessés, elle est bien moins fréquente. Il est bon néanmoins d'y garder un petit matériel de filtration : deux entonnoirs en verre, un petit de 100 à 200 cm^3, un plus grand de 500 cm^3 à 1 litre; des feuilles de papier non collé (papier à filtrer blanc) plissées, de plusieurs dimensions, de façon à pouvoir rendre leur limpidité à une petite provision de vin de quinquina, à des solutions pour gargarismes : solutions boratées, boriquées, chloratées, etc.

Nous ne décrirons pas la façon de plisser une feuille de papier à filtrer. C'est une de ces opérations très simples qui ne s'apprennent que par la pratique. Le filtre préparé comme il convient doit être enfoncé suffisamment mais pas trop dans la douille de l'entonnoir. Celui-ci, comme le papier à filtrer, doit être parfaitement sec. La partie supérieure du filtre ne doit jamais dépasser les bords de l'entonnoir.

Le liquide doit être versé doucement sur le filtre près de la paroi, et non projeté brusquement sur le fond, ce qui amènerait la rupture du papier. La douille de l'entonnoir ne doit pas obturer complètement le col du vase destiné à recevoir le filtrat. Si donc on n'use pas du porte-filtre qui permet d'éviter cet inconvénient, il est bon de glisser entre la douille et le goulot une languette de papier plié ou une longueur suffisante de ficelle de façon à permettre la sortie de l'air du récipient.

Si les premières portions du liquide s'échappant de la douille ne sont pas limpides, on les reversera sur le filtre.

Lorsqu'un liquide est trouble dans toute sa masse, il y a lieu de le filtrer entièrement. Lorsque au contraire la partie inférieure du liquide est constituée par un dépôt nettement séparé et que le liquide surnageant est limpide, la filtration peut être simplifiée en la faisant précéder d'une décantation faite lentement et prudemment, de façon à ne pas disperser le dépôt. On ne verse sur le filtre que lorsque le liquide décanté commence à se troubler.

Nous avons arrêté un instant votre attention sur la pratique de la filtration, parce que nous pensons que quelques notions sur ce sujet ne sont pas superflues. Il n'en est pas de même de la stérilisation, en ce qui concerne les médicaments. Dans une pharmacie, toutes les précautions sont prises en vue de la stabilisation de la conservation parfaite des solutions de réserve, des solutions officinales, des ampoules, etc., toutes préparations constituant un approvisionnement de durée plus ou moins longue, par conséquent sujet à altération, à fermentation quand les liquides ne sont pas bactémcides. Dans une salle d'hôpital, un médicament exteriporané n'a qu'une durée éphémère : au bout de 24 heures, il n'existe plus; sa conservation ne peut-être l'objet d'aucun soin spécial. Comme, d'autre part, aucun approvisionnement de solutions altérables ne doit figurer ailleurs qu'à la pharmacie, la stérilisation de ces liquides doit rester strictement dans les attributions du pharmacien.

TROISIÈME LEÇON

PRESCRIPTIONS POUR L'USAGE INTERNE *(Suite)*

i) TISANES

j) JUS DE VIANDE

k) VINS MÉDICINAUX

GOUTTES. — COMPTE-GOUTTES

1° PRESCRIPTIONS POUR L'USAGE INTERNE *(Suite)*

I. — TISANES

Les tisanes sont des liquides aqueux peu chargés en principes médicamenteux et servant de boisson aux malades.

Dans les grands hôpitaux dotés d'une officine, les tisanes sont préparées sous le contrôle du pharmacien. Mais dans les petites formations sanitaires, vous pourrez être appelées à vous occuper vous-mêmes de ces préparations. Il est donc utile que vous en connaissiez sommairement la classification.

Les tisanes peuvent être préparées :

1° Par simple mélange ou dissolution ;
2° Par macération ;
3° Par infusion ;
4° Par décoction.

1° *Tisanes par simple mélange ou dissolution.*

La plus simple est la tisane de glyzine qui a remplacé l'ancienne tisane de réglisse. (La glyzine est le principe aromatique et sucré retiré de la racine de réglisse.) On obtient la tisane en mettant dans un litre d'eau froide (eau filtrée ou eau bouillie et refroidie) un demi-gramme de glyzine; pour mieux fixer les idées, nous ajouterons qu'une cuillerée à café de glyzine suffit pour préparer 5 litres de tisane environ. La glyzine se dissout rapidement : il suffit donc de remuer le mélange avec une cuiller pour qu'il devienne très rapidement une dissolution et la tisane est prête.

Voici un autre exemple de tisane par simple mélange : c'est la tisane ou limonade tartrique.

60 grammes de sirop tartrique, soit 3 cuillerées à soupe, suffisent pour obtenir un litre de limonade.

Employer également l'eau filtrée ou l'eau bouillie et refroidie et agiter les deux liquides pour bien mélanger.

Composition du sirop tartrique :

Acide tartrique	1 gramme.
Teinture d'essence de citron.	0 gr. 15 (5 gouttes).
Sirop simple	60 grammes.

Le sirop tartrique est préparé par la pharmacie. C'est un produit qui se conserve et qui doit toujours exister en approvisionnement. C'est une préparation *officinale*.

La limonade tartrique a pour succédané ou équivalent l'orangeade et la citronnade, qui ne figurent pas dans les formulaires mais qui ont toujours leur place dans les hôpitaux.

Une autre tisane est toujours en faveur dans les hôpitaux et constitue un véritable médicament : c'est l'eau albumineuse.

On la prépare en battant deux blancs d'œuf avec de l'eau (une verrée environ), on délaye ensuite dans de l'eau de façon à obtenir 900 cc. environ;

on passe à travers une étamine en molleton léger ou en tarlatane et on sucre avec 50 grammes de sirop simple.

Il est bon que cette préparation ne reste pas cantonnée dans le domaine de la pharmacie et que tout le monde puisse la faire. On peut en avoir besoin d'extrême urgence (cela est rare heureusement). C'est en effet un des meilleurs contre-poisons dans les empoisonnements minéraux (sels de mercure : sublimé corrosif principalement), mais il faut agir vite.

2° *Tisanes par macération à froid.*

Tisane de goudron.

La formule du Codex est la suivante :

Goudron	5	grammes.
Sable siliceux légèrement calciné	15	—
Eau distillée	1000	—

Divisez le goudron en le mélant intimement avec le sable préalablement lavé et desséché. Laissez macérer pendant vingt-quatre heures dans l'eau : filtrez. On se sert du mortier pour délayer le goudron. Cette tisane n'est pas obligatoirement préparée par la pharmacie.

Dans les H. M. on se sert d'une solution concentrée (solution mère) ainsi formulée :

Goudron	100	grammes.
Glycérine	50	—
Eau distillée	1000	—

Faites bouillir le goudron pendant dix minutes avec l'eau. Laissez infuser vingt-quatre heures en vase clos. Filtrez au papier surmontant un tampon de coton légèrement tassé au sommet de la douille jusqu'à obtention de liqueur claire. Ajoutez la glycérine.

Pour obtenir un pot de tisane de goudron, cette solution est versée dans un litre d'eau à la dose de deux cuillerées à café (10 grammes). Tous les autres modes de préparation de la tisane de goudron sont à rejeter. Il n'y a pas très longtemps, la coutume de tapisser de goudron quelconque un pot ou une carafe était assez répandue. On remplissait d'eau, on buvait et on renouvelait le liquide jusqu'à ce qu'il ait perdu toute odeur. Cela durait parfois longtemps : plusieurs mois. Inutile de vous dire qu'une telle tisane ne contenait la moindre trace des principes créosotés auxquels on accorde quelque vertu thérapeutique.

Le goudron de bois ou goudron de Norvège est le seul qui convienne. Tout autre serait dangereux.

Tisane de quassia.

Il n'est pas rare que le médecin prescrive, comme boisson désaltérante et stimulante de l'estomac, la tisane de quassia. Celle-ci s'obtient aussi à froid, en mettant macérer dans un litre d'eau pendant quatre à six heures 2 grammes de copeaux de quassia.

Veiller à ce que ces copeaux soient bien propres. Ne pas craindre de les laver préalablement à grande eau et même rapidement à l'eau bouillante. La tisane sera encore bien assez amère et vous serez certaines de donner aux malades un liquide propre.

Les tisanes de gentiane, de rhubarbe (racine) se préparent comme celle de quassia. Les tisanes que nous venons d'énumérer : tartrique, glyzine, quassia, goudron, sont considérées comme des boissons courantes dans les hôpitaux. La tisane de glyzine en particulier peut être donnée aux malades sans bon spécial du médecin traitant.

Principales tisanes par macération.

Tisane de réglisse (racine) (généralement remplacée par la glyzine)..	dose : 10 grammes;	macérat. : 5 heures.		
Tisane de gentiane (racine)........	— 5	—	— 5	—
Tisane de quassia (Bois).........	— 2 à 5	—	— 4 à 6	—
Tisane de rhubarbe (racine)........	— 5	—	— 5	—

Ces tisanes ne doivent point être sucrées.

3° *Tisanes par infusion.*

Les tisanes par infusion s'obtiennent en plaçant les parties de plantes desséchées : feuilles, fleurs, bourgeons, etc., dans l'eau bouillante et arrêtant immédiatement l'ébullition ou en versant l'eau bouillante sur les espèces végétales contenues dans un vase approprié : théière en cuivre, ou en cuivre argenté, ou en étain, ou en porcelaine, vase en grès, etc. On laisse en contact un temps variable avec les substances, on passe et on sucre.

Choix de l'eau :

Généralement on se sert d'eau ordinaire. A Paris, l'eau de la Vanne que nous buvons convient parfaitement, et dans la plupart des cités de l'est, de l'ouest et du centre de la France, l'eau d'alimentation peut être utilisée. Toutefois, pour certaines infusions dont on est en droit d'exiger un parfum qui s'ajoute à l'effet thérapeutique, nous ne vous recommandons pas l'eau de certaines régions telles que la Provence, ni d'une foule de localités de la banlieue ouest de Paris alimentée par des sources artésiennes ou des étangs, calcaires, séléniteuses et même boueuses.

Dans ce cas, le liquide de choix serait l'eau de pluie ou certaines eaux de table très peu minéralisées. Nous voudrions voir toutes les tisanes (infusions et décoctions), dans les hôpitaux, préparées avec de l'eau distillée; mais voilà, il faut songer au prix de journée et ce *modus faciendi* l'élèverait un peu, malheureusement!

Nous savons que les tisanes par infusion doivent être préparées avec de l'eau bouillante, mais que les substances ne doivent pas être soumises à une ébullition qui détériorerait certains principes actifs et odorants facilement volatils ou altérables.

Cela paraît d'une facilité élémentaire : verser de l'eau bouillante sur du thé, de la camomille, de l'anis? Eh bien! nous avons remarqué fréquemment que l'opérateur agit trop hâtivement! Il prend souvent pour l'acte d'ébullition le bouillonnement qui se produit initialement dans l'eau très chaude par le départ tumultueux, sous forme de petites bulles, des gaz dissous naturellement dans l'eau. Le premier effet de l'élévation de température aux environs de 90° est de chasser bruyamment l'air et l'acide carbonique inclus dans l'eau. La transformation de l'eau en vapeur ne vient qu'après. Ainsi, il faut attendre que l'eau soit en pleine ébullition. Versée à 90°, 95°, elle ne donne pas une infusion parfaite.

Taux et durée de l'infusion :

Le tableau suivant donne la liste des infusions les

plus fréquemment employées avec la dose de substance par litre et la durée de l'infusion.

		Durée de l'infusion.
Infusion de feuilles de thé avec...	10 grammes,	5 minutes.
— de menthe avec........	10 —	5 —
— de citronnelle, de verveine, avec..........	10 —	5 —

			Durée de l'infusion.
Infusion de bouillon blanc (fleur).	avec	5 grammes,	15 minutes.
— de bourrache —	—	5 —	15 —
— de camomille —	—	5 —	15 —
— de coquelicot —	—	5 —	15 —
— d'espèces pectorales fleur..	—	5 —	15 —
— de houblon. —	—	5 —	15 —
— d'hysope (feuille)	—	5 —	15 —
— de mélisse —	—	5 —	15 —
— d'oranger —	—	5 —	15 —
— de sauge —	—	5 —	15 —
— de tussilage —	—	5 —	15 —

			Durée de l'infusion.
Infusion d'anis (semence).	avec	10 grammes,	15 minutes.
— de capillaire (feuille)	—	10 —	15 —
— de centaurée (petite)..........	—	10 —	15 —
— de coca (feuille)..	— 5 à	10 —	15 —
— d'eucalyptus (feuille).......	—	10 —	15 —
— de lierre terrestre (feuille).......	—	10 —	15 —
— de lin (semences).	—	10 —	15 —
— de queue de cerise.	—	10 —	15 —
— de tilleul (fleur).	—	10 —	15 —
— de violette — .	—	10 —	15 —

		Durée de l'infusion.
Infusion de bourgeon de pin avec	10 grammes,	30 minutes.
— de consoude (feuille) —	20 —	2 heures.
— douce amère (tige). —	20 —	2 —

L'infusion doit toujours être faite en vase clos. Quand elle est terminée, on sépare le liquide par les procédés que vous connaissez et on le conserve dans un récipient de telle façon qu'il se refroidisse le plus lentement possible, surtout si la totalité de la boisson doit être absorbée à de longs intervalles. Les pots en porcelaine épaisse des hôpitaux conviennent parfaitement. En hiver il sera parfois utile de conserver la préparation dans un endroit tiède, au voisinage d'un foyer ou dans un bain-marie d'eau placé sur un feu très doux, sur une très petite flamme de gaz ou mieux sur une petite veilleuse placée à proximité du malade.

Tisanes qui ne doivent pas être sucrées. — Camomille. Centaurée. Goudron. Houblon. Quassia.

Tisanes qui doivent être sucrées avec la glyzine à raison de 0 gr. 50 par litre. Tisane commune. Bourgeon de pin. Lin. Feuille de menthe. Feuille d'oranger. Tilleul. Pectorale.

Toutefois, si le médecin le prescrit, les tisanes de feuille de menthe, de feuille d'oranger, de tilleul, d'espèces pectorales pourront être additionnées de sirop simple. 50 grammes par litre de tisane.

N.-B. — Sirop simple. — Cette préparation est toujours faite à la pharmacie. Pour l'obtenir on fait dissoudre 1 800 grammes de sucre dans 900 grammes d'eau ordinaire. Lorsqu'on ne veut faire qu'une petite provision, on peut opérer à la température ordinaire. Sinon faire bouillir quelques instants. Dans ce cas on clarifie au blanc d'œuf (un œuf pour 25 kil. de sucre), qu'on délaie dans l'eau froide, on porte à l'ébullition, on écume.

4° *Tisanes par décoction.*

Leur préparation consiste à traiter par l'eau à l'ébullition certaines semences et racines assez longtemps pour que leurs principes actifs entrent en dissolution.

Ce sont surtout les semences de céréales qui relèvent de l'ébullition prolongée : alors elles cèdent à l'eau leurs matières albuminoïdes et leurs ferments.

On arrête l'ébullition dès que les enveloppes se rompent et que les semences se dissocient.

Tel est le cas pour l'orge et pour le riz. Ces deux décoctions sont toujours employées dans les hôpitaux.

Une décoction encore très employée est celle de chiendent.

Souvent le médecin prescrit des décoctions suivies d'infusion.

Ainsi notre formulaire, notre codex mentionnent la tisane de riz gommé. Dans celle-ci, dès qu'on a arrêté l'ébullition, on ajoute par litre 10 grammes de gomme blanche du Sénégal et 5 grammes d'écorce d'orange amère (zeste) coupée en petits fragments et on laisse infuser un quart d'heure.

Les principes actifs du quinquina sont donnés souvent aux malades sous forme de macération, d'infusion ou de décoction de la poudre, décoction dans laquelle on fait ensuite infuser quelques grammes de zeste d'orange.

Principales tisanes par décoction.

Tisane d'orge avec 15 grammes d'orge mondé, décoction : env. 15 min.

Tisane de riz	avec 15 grammes de riz, décoction : env. 15 min.	
	— 10 gr. de gomme.	infusion : 30 minutes.
	— 2 gr. écorce d'orange.	

Tisane de chiendent, avec 20 grammes de chiendent, décoction : 1 heure.

Tisane de quinquina	20 à 30 grammes de poudre de quinquina, décoction au moins 20 minutes; parfois il est prescrit de laisser bouillir jusqu'à réduction du volume à $\frac{1}{2}$.

Toutes ces tisanes, sauf celle de riz qui est additionnée de sirop simple : 50 grammes par litre, sont édulcorées avec $\frac{1}{2}$ gramme de glyzine, à moins d'une prescription spéciale du médecin, substituant le sirop à la glyzine.

Les remarques que nous avons faites à l'article infusion, au sujet de l'eau à employer, n'ont plus ici la même importance; mais, bien entendu, plus l'eau sera pure, mieux le médicament sera toléré par l'estomac du malade.

Veiller toujours à la propreté des matières premières. Les racines ou semences doivent être livrées aux pharmacies, aux infirmeries soigneusement mondées, triées, coupées, mais ce n'est pas une précaution superflue que de les laver encore avant de les soumettre à la décoction.

Pour la préparation des décoctions, utiliser des vases en terre vernissée allant au feu ou des théières en métal léger ou des bouillottes émaillées (les décoctions sont toujours passées à travers une passoire à mailles suffisamment serrées ou une étamine de gaze fine de sorte que les débris d'émail ne sont point à redouter) ou bien des vases métalliques bien étamés.

Bien entendu, il existe toute une série de tisanes composées, rarement employées d'ailleurs; nous n'avons voulu nous occuper que des plus usitées : les autres et les plus compliquées doivent toujours être préparées dans les pharmacies. D'ailleurs, même pour les plus simples, le médecin n'aura recours à vos soins que dans les petites formations sanitaires, dans les petits hôpitaux complémentaires dépourvus de pharmaciens, les infirmeries, les gares d'évacuation, car même dans les cantines de gare, nos malades et nos blessés de passage apprécient avec reconnaissance l'infusion de thé, de camomille ou de tilleul chaude qu'ils reçoivent des sociétés de secours aux blessés.

J. — *Jus de viande.*

A la suite des tisanes nous ajouterons le thé de bœuf ou jus de viande, bien que cette préparation constitue un véritable aliment : mais il est bon d'en connaître la formule, car si le thé de bœuf est obligatoirement délivré par la pharmacie dans les grands hôpitaux, il est des cas où, dans de petites formations sanitaires, le docteur vous demandera de veiller à cette préparation.

La viande de bœuf sera fournie par la dépense ou la cuisine, débarrassée des tendons, de la graisse, et hachée menu. On la délaie avec une fourchette dans de l'eau tiède ou du bouillon gras ou maigre, suivant les indications du médecin, à raison de 125 grammes de viande pour 125 grammes de liquide, soit une verrée ordinaire.

On laisse macérer au bain-marie tiède et, au bout de deux heures, on passe sur une petite étamine humide ou sur un carré de gaze ou de tarlatane.

Le jus de viande peut être aussi prescrit, préparé à chaud. Dans ce cas, la viande hachée est délayée dans son poids d'eau froide; on laisse en contact un quart d'heure; on chauffe ensuite progressivement jusqu'à l'ébullition; on retire du feu; on passe avec expression à travers un linge propre et plongé au préalable dans l'eau chaude, puis exprimé. On sale.

Le jus de viande préparé à chaud est presque incolore. Celui qui est préparé à froid est rouge.

Le premier ne renferme que 2 gr. 50 d'extrait pour cent environ : le second renferme de 4 gr. 50 à 5 grammes d'extrait.

Le jus de viande est en général placé dans des fioles de 250 ou de 125 grammes qui doivent être constamment bouchées avec des bouchons en porcelaine.

Les préparations qui ont fait l'objet de cette leçon ne doivent jamais être réchauffées à feu nu.

Éminemment altérables, elles ne doivent être préparées pour que le laps de temps qui s'écoule entre deux visites.

Jamais aucune tisane ne sera servie vingt-quatre heures après sa préparation.

Le jus de viande prescrit le matin et préparé après la visite doit être consommé le jour même.

K. — *Vins médicamenteux.*

Parmi les médicaments destinés à l'usage interne qui occupent encore une place importante dans la thérapeutique, nous avons à signaler les vins médicamenteux.

Les uns constituent des préparations assez compliquées dont vous n'aurez jamais à vous occuper et qui s'élaborent dans le domaine de la pharmacie. Tels sont, et nous ne citerons que les plus employés :

Le vin créosoté.
Le vin de colchique.
Le vin de digitale.
Les vins diurétiques.

Ces vins sont des médicaments très actifs et le docteur qui vous aura confié le soin de les distribuer vous recommandera de bien vous conformer aux quantités prescrites, et aux heures fixées pour leur absorption.

Il est préférable que ces médicaments ne soient pas laissés à la libre disposition des malades; et il est de règle que les services ne reçoivent de la pharmacie que la quantité nécessaire pour vingt-quatre heures.

Il est parfois des malades qui sont tentés de boire les médicaments liquides, directement à la fiole en supprimant tout intermédiaire, verre ou cuiller. Votre intervention aura vite raison de cette habitude répréhensible.

Voici encore quelques vins assez employés dont les éléments sont à peu près inoffensifs :

Les vins ferrugineux.
Le vin iodotannique.
Le vin cordial.
Le vin de gentiane.
Le vin de kola.
Le vin de quinquina.

Ils existent en approvisionnements dans les pharmacies d'hôpitaux; mais peut-être dans les petites formations sanitaires aurez-vous parfois l'occasion de préparer vous-mêmes extemporanément les quatre derniers, ce qui sera facile avec les formules suivantes :

Vin cordial ou vin de cannelle composé.

Alcoolat de mélisse composé	5	grammes.
Teinture de cannelle	8	—
Sirop simple	30	—
ou sucre	20	—
Vin rouge	100	—

Pour simplifier la préparation, on ne pèse pas, on mesure avec un verre gradué ou une éprouvette divisée en centimètres cubes.

Vin de gentiane.

Teinture de gentiane	25 grammes.
Vin rouge	1 litre.

Vin de kola.

Teinture de kola...............	25 grammes.
Vin rouge ou vin généreux.......	1 litre.

Préparez de la même façon le vin de coca avec la teinture de coca.

Vin de quinquina.

Teinture de quinquina..........	25 grammes.
Vin rouge ou vin généreux.......	1 litre.

Toutes les fioles contenant des vins médicamenteux doivent être constamment maintenues bouchées avec des bouchons en porcelaine.

Quelques médecins emploient encore, pour le pansement de quelques plaies, le vin aromatique (qui ne peut être préparé qu'à la pharmacie). Si une telle préparation figure dans l'armoire de votre service, veiller à ce qu'elle porte l'étiquette : usage externe, afin qu'elle ne puisse être confondue avec les vins pour usage interne.

2° GOUTTES. COMPTE-GOUTTES.

Les observations que vous pourrez faire en suivant une visite médicale vous permettront de constater que parfois le docteur ajoute, aux formes médicamenteuses que nous venons de décrire, certains liquides actifs : solutions, teintures, qui devront être versées par gouttes.

C'est ainsi que 5 gouttes, 10 gouttes et plus de teinture de scille, peuvent être prescrites à un malade qui les prendra dans une tasse de tilleul ou de camomille, que tel autre malade verra ajouter à son vin de quinquina 5 gouttes ou plus de teinture d'iode; un autre encore prendra dans sa tisane 40 gouttes de teinture de gentiane. Bien que régulièrement ces additions doivent être faites à la pharmacie, il peut se présenter des cas où le chef de service se réserve d'ajouter, au moment même de l'absorption, certaines substances actives comme celles que nous venons d'énumérer, à un liquide déterminé. Nous voici donc amenés à vous dire quelques mots des gouttes et des compte-gouttes.

A première vue, rien ne paraît plus facile que de verser par gouttes. Il suffit d'un peu d'habitude pour laisser échapper goutte à goutte le liquide d'une petite fiole prudemment inclinée peu à peu, ou bien en utilisant une petite tige ou baguette de verre trempée dans le liquide. Mais ces procédés donnent des gouttes de volumes inégaux et rendent incertaine la posologie du médicament. Aussi a-t-on reconnu la nécessité d'adopter un compte-gouttes officiel, un compte-gouttes normal.

Celui-ci est constitué par un tube en verre effilé. La section circulaire à la petite extrémité a 3 millimètres de diamètre extérieur : un tel appareil, quel que soit d'ailleurs le diamètre intérieur du petit orifice, donne 20 gouttes d'eau distillée à la température de 15° pour 1 gramme. Chaque goutte d'eau pèse donc cinq centigrammes. Bien entendu le poids des gouttes varie avec la nature du liquide, comme l'indique le tableau ci-dessous.

L'extrémité supérieure du compte-gouttes est munie d'une sphère ou d'un cylindre de caoutchouc, dont le jeu sous la pression des doigts assure à volonté la sortie du liquide; pendant l'écoulement, que l'appareil soit tenu vertical ou penché, le poids des gouttes reste invariable; les compte-gouttes doivent être passés à l'eau bouillie chaque fois qu'ils ont servi.

Si la formation sanitaire à laquelle vous vous dévouez a pu généreusement mettre à votre disposition des flacons compte-gouttes avec bouchons en verre à rainures, usés à l'émeri (dont le prix est assez élevé), pour contenir diverses solutions concentrées ou teintures actives, ayez soin, après les avoir étiquetés, de les serrer dans l'armoire aux médicaments et de ne jamais les laisser à portée des malades.

Nombre de gouttes pour un gramme (à + 15°).

Alcool à 95°	64 gouttes.
Alcool à 60°	53 —
Ammoniaque pure	25 —

Chloroforme	60	gouttes.
Créosote	41	—
Eau distillée	20	—
Eau distillée de laurier-cerise	22	—
Elixir parégorique	53	—
Ether alcoolisé	75	—
Ether éthylique pur	93	—
Laudanum	43	—
Liqueur de Fowler	34	—
Teinture d'aconit, de digitale / Teintures en général	54 à 57	—
Teinture d'iode	61	—

QUATRIÈME LEÇON

PRESCRIPTIONS POUR L'USAGE EXTERNE

a) POUDRES

b) SOLUTIONS POUR PANSEMENTS ET POUR DÉSINFECTIONS

c) COLLUTOIRES

d) COLLYRES

e) GARGARISMES

f) LAVEMENTS

g) SOLUTIONS INJECTABLES. — AMPOULES

1° PRESCRIPTIONS POUR L'USAGE EXTERNE

Elles entraînent le plus souvent la notion de « poison ». Mais il est bon de faire remarquer encore ici que beaucoup de poisons ne sont prescrits que pour l'usage interne; que d'autres peuvent être employés suivant les cas pour l'usage interne et pour l'usage externe, et qu'un assez petit nombre ne sert que pour l'usage externe.

On use dans les pharmacies des dispositions suivantes :

Etiquette	rouge	portant le mot	Toxique,	bande	rouge.
—	verte	—	Poison,	—	verte.
—	—	—	A séparer,	—	—

Dans un service où l'armoire à médicaments de réserve ne contiendra que des produits déjà dilués et préparés, on n'aura pas à employer l'étiquette *Toxique* réservée aux seules pharmacies.

Mais on placera dans des compartiments séparés et fermant à clé :

1° Les médicaments étiquetés en rouge : Poison avec bande rouge.

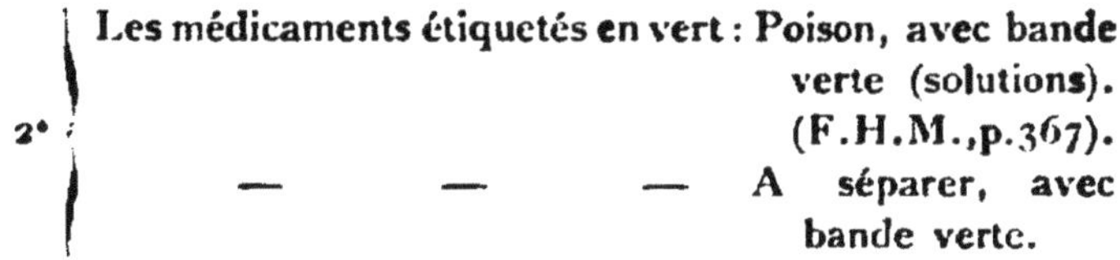
2° Les médicaments étiquetés en vert : Poison, avec bande verte (solutions). (F.H.M., p. 367).
— — — A séparer, avec bande verte.

Si le médicament doit être employé tel qu'il se trouve prêt dans l'armoire du service, y ajouter l'étiquette *Usage externe* qui est celle que prescrit la loi pour la délivrance des médicaments présentant quelque danger.

D'ailleurs les règlements hospitaliers notifient soigneusement de ne jamais laisser à la portée des malades aucun médicament pour usage externe, exception faite pour les gargarismes qui sont d'un usage courant et généralement sans danger.

Il est absolument interdit de se servir de bouteilles à vin ordinaires ou à eaux minérales pour renfermer des médicaments toxiques ou dangereux.

Les médicaments pour usage externe : collutoires, collyres, gargarismes, lavements, etc., qu'ils soient dangereux ou inoffensifs, doivent être délivrés dans des fioles ou des flacons en verre coloré en jaune.

Dans cette classe de médicaments, nous allons retrouver des formes qui nous sont déjà familières : des poudres, des solutions ; de même nous rencontrerons des gouttes (collyres).

A. — Poudres.

Un certain nombre de médicaments mis en poudre peuvent être employés directement comme absorbants, désinfectants, etc., ou simplement comme adjuvants mécaniques.

Telles sont les poudres de :

Amidon.
Camphre.
Charbon végétal.
Iodoforme.
Quinquina.
Talc.
Oxyde de zinc.
Peroxyde de zinc (ecktogan).

Leur emploi sera toujours indiqué par le médecin.

Quelques poudres composées (mélanges de poudres simples) sont d'un usage courant.

Vous n'aurez probablement pas l'occasion de les préparer, mais il est bon de connaître la composition des plus utilisées actuellement dans les hôpitaux.

Poudre dentifrice :

Carbonate de calcium précipité......	10 grammes.
Carbonate de magnésie.............	4 —
Menthol......................	0 gr. 10

Poudre de Lucas Championnière (p. absorbante antiseptique) :

Iodoforme pulvérisé................	100 grammes.
Poudre de quinquina...............	100 —
Benjoin pulvérisé..................	100 —
Carbonate de magnésie.............	12 gr. 50
Essence d'eucalyptus..............	12 — 50

Ces poudres doivent être très fines, homogènes et ne jamais contenir de grumeaux.

Les renfermer, s'il est possible, dans des bocaux de verre à large ouverture de 50 cc., 100 cc. ou de 500 cc. Ne pas en avoir de provision exagérée.

Pour l'emploi, faire les prélèvements de préférence

sur une compresse stérilisée; ne jamais remettre dans le bocal la partie qui n'aurait pas servi; c'est à l'assistant du médecin, infirmier ou infirmière, à savoir éviter le gaspillage.

B. — Solutions pour pansements et pour désinfections

Les solutions pour usage externe ne sont plus des liquides renouvelables toutes les vingt-quatre heures, comme les solutions pour usage interne dont il a été question antérieurement, mais forment au contraire un approvisionnement à peu près constant, surtout dans les services de chirurgie.

Il en est qui sont préparées avec des substances inoffensives ou très peu dangereuses à cause de leur dilution :

		Grammes.
La solution d'acide borique	Acide borique......	30
	Eau bouillie........	1000
La solution de chlorure de chaux (pour désinfection)	Chlorure de chaux..	10
	Eau bouillie........	1000
La solution d'acide picrique.................	Acide picrique......	10
	Eau distillée.......	1000
La solution de chlorure de zinc à $\frac{2,50}{100}$ (pour pansement).............	Chlorure de zinc....	25
	Eau distillée.......	1000
	Violet de gentiane..	0 gr. 20
La solution de chlorure de zinc (pour piles). F.H.M.	Chlorure de zinc....	200
	Eau distillée.......	1000
Solution ou liquide de Dakin.................	Chlorure de chaux..	200
	Carbonate de soude (Solvay).........	200
	Bicarbonate de soude	80

F S A : Contient 0,50 p. 100 d'hypochlorite de soude, est isotonique avec le sérum sanguin.

Les solutions qui sont faites avec des produits chimiques, des sels dangereux, doivent être mises à part, surveillées avec soin, étiquetées comme il convient pour qu'aucune substitution ne soit possible.

Suivant leur degré de concentration, certaines d'entre elles, préparées avec les mêmes substances, peuvent servir pour la désinfection ou pour les pansements; ne pas omettre cette indication sur l'étiquette.

Les étiquettes de toutes ces solutions doivent porter ostensiblement le taux de la substance dissoute, mais il faut de plus qu'il y ait une différence capitale entre la présentation des solutions à taux concentrés et celle des solutions étendues.

Étiqueter identiquement :

Une solution de sublimé corrosif à $\frac{1}{10}$ et une solution de sublimé à $\frac{1}{1000}$

Une solution de cyanure de mercure à $\frac{1}{100}$ et une solusion du même sel à $\frac{0,50}{1000}$.

c'est s'exposer, pour un jour où l'on sera pressé, à commettre une erreur irréparable.

Le mieux est d'avoir le moins possible de solutions concentrées dans les services. Laissons-les à la pharmacie.

Si nous consultons les dispositions légales, nous voyons que celles-ci n'ont rangé parmi les solutions soumises à la loi sur les substances vénéneuses que la solution de sublimé corrosif au dixième, tandis que :

Les solutions de cyanure de mercure. } quelle que soit
— de phénol . . . . } leur concentration,

La solution de Van Swieten (sublimé corrosif à $\frac{1}{1000}$), figurent parmi les médicaments qu'il est *prudent de séparer seulement.* (F. H. M., pages 363-364).

D'autre part il est dit que :

1° La bande rouge (faisant le tour du récipient) et l'étiquette *Toxique* sont exclusivement réservées aux médicaments soumis à la loi sur les substances vénéneuses (F. H. M., page 361).

2° Les toxiques, même en solution étendue, reçoivent toujours une bande verte et la mention *Poison.* F. H. M., page 368).

D'après cette réglementation, la solution de sublimé au 10e sera munie d'une bande rouge et d'une étiquette *Toxique.*

La solution de sublimé au 1000e ou liqueur de Van Swieten portera une bande verte et une étiquette *Poison.*

Voilà donc un artifice indiquant à première vue si on se trouve en présence d'une solution toxique à faible dose ou à haute dose.

Il n'y aura pas lieu d'user beaucoup, dans les services de malades, de la bande rouge et de l'étiquette ·:xique : il est inutile d'y avoir en réserve des sels toxiques en solutions très concentrées.

La solution de cyanure de mercure pour pansement est à $\frac{1}{1000}$ (au maximum).

Cyanure de mercure...............	1 gramme.
Borate de soude..................	2 grammes.
Fluorescéine : (solution alcoolique à $\frac{1}{500}$)	2 cent. cubes.
Eau distillée..........	1000 grammes.

La solution de formol pour pansement ne dépasse pas $\frac{0,50}{100}$.

Les solutions de phénol sont préparées à 5 o/o ou 2 o/o.

(Laisser à la pharmacie la solution de phénol à $\frac{1}{2}$).

La liqueur de Labarraque (hypochlorite de soude) est à : 25 °/₀₀ de chlorure de chaux sec et carbonate de sodium 50 °/₀₀).

Enfin on a recours encore à un artifice très visible et tel que les plus ignorants ou les plus étourdis ne peuvent confondre ces liquides avec du vin, de l'eau, de la bière. On leur donne une coloration que les liquides alimentaires ne présentent jamais.

Les solutions mercurielles (sublimé) sont colorées en bleu par le carmin d'indigo.
Les solutions phénolées sont colorées en vert par le vert sulfo-J.
Les solutions cyanurées sont colorées par la fluorescéine.
Les solutions de chlorure de zinc sont colorées en violet par le violet de gentiane.

Le service pharmaceutique seul doit préparer et colorer ces solutions.

Les solutions faites avec des sels toxiques, quelle que soit leur concentration, doivent être enfermées dans une armoire fermant à clef et portant la suscription :

Armoire aux poisons.

Si le chef de service juge à propos de garder quelques solutions à un taux plus élevé que celui des solutions servant habituellement aux pansements, l'armoire de réserve devra être divisée en deux compartiments bien distincts de façon que les solutions faibles et les solutions concentrées ne soient pas mélangées.

Il sera bon aussi que les solutions pour pansements ne voisinent pas avec les solutions pour désinfection ou pour stérilisation des instruments :

La solution de cyanure de mercure pour stérilisation à $\frac{0,50}{100}$ ne voisinera pas avec la solution de cyanure de mercure pour pansement à $\frac{0,10}{100}$.

La solution de phénol à $\frac{50}{100}$ ne sera pas placée à côté de la solution de phénol à $\frac{2}{100}$.

Cette remarque s'applique même aux solutions non toxiques à base d'acide borique, d'acide picrique, de crésylol, de sulfate de cuivre, de perborate de sodium, de chlorure de zinc, etc.

Ces solutions peuvent être simplement placées sur des étagères, il suffit qu'elles soient hors de portée des malades.

C. — Collutoires

Médicaments liquides de consistance épaisse destinés à être appliqués sur les gencives, les parois internes de la bouche ou de la gorge à l'aide d'un pinceau ou d'un tampon de coton. Ils sont formés de sirop ou de glycérine contenant en solution ou en suspension des médicaments actifs.

Pour imprégner de collutoire les points désignés dans la cavité buccale, se servir de préférence d'un tampon d'ouate ou de gaze hydrophile tenu au bout d'une pince à longues branches : on évitera ainsi de laisser choir dans la gorge le coton ou la gaze employés et surtout on aura toute facilité pour changer à chaque application le tampon et la pince stérilisés.

Collutoire à la résorcine.	Résorcine	5 gr.
	Glycérine	25 —
Collutoire astringent....	Alun en poudre impalpable	4 —
	Glycérine	25 —

Collutoire au chlorate de potassium	**Chlorate de potassium en poudre impalpable**	15 gr.
	Glycérine	15 —
Collutoire boraté	**Borate de sodium finement pulvérisé**	4 —
	Glycérine	25 —
Collutoire chlorhydrique	**Acide chlorhydrique officinal**	4 —
	Glycérine	25 —
Collutoire opiacé	**Teinture d'opium**	1 —
	Glycérine	25 —

Dans les hôpitaux militaires, la glycérine est l'auxiliaire, l'adjuvant le plus employé pour les collutoires. Bien entendu le médecin peut, s'il le juge à propos, modifier les formules inscrites au formulaire et substituer à la glycérine un sirop, un mellite ou du miel.

Dès qu'une application a été faite, le collutoire devra être replacé dans l'armoire de réserve et ne sera jamais laissé à la disposition des malades.

D. — Collyres

On nomme ainsi les médicaments qui doivent être mis en contact avec la partie antérieure du globe oculaire. La plupart du temps ce sont des liquides, des solutions dont le médecin ordonnera de déposer une ou plusieurs gouttes entre les paupières.

Éviter de laisser tomber les gouttes de trop haut pour ne pas produire un choc désagréable ou douloureux. Se servir d'un compte-gouttes de caoutchouc souple ou de verre terminé par une boule, de manière à ne pas blesser l'œil si un contact vient à se produire.

Parfois le collyre sera employé sous la forme de bain d'œil au moyen d'une œillère.

La propreté la plus minutieuse doit présider à l'emploi des collyres. On comprend l'importance de la pureté parfaite des produits et de la limpidité des solutions dans cette forme médicamenteuse. Les instruments devront être rigoureusement propres, les solutions claires et stériles. Ce qui aura été versé dans l'œillère pour être ensuite aspiré par le compte-gouttes ou être appliqué directement sur l'œil ne rentrera jamais dans le flacon. Ne demander à la pharmacie que de faibles quantités qui ne feront pas approvisionnement, et dès que le plus léger louche se produit, jeter le médicament.

Principaux collyres liquides.

Collyre à l'azotate d'argent	Azotate d'argent...	0 gr. 05
	Eau distillée.......	30 —
Collyre au salicylate d'ésérine	Salicylate d'ésérine.	0 — 10
	Eau distillée.......	20 —
Collyre au sulfate d'atropine	Sulfate d'atropine ..	0 — 10
	Eau distillée.......	20 —
Collyre au sulfate de cuivre	Sulfate de cuivre...	0 — 10
	Teinture d'opium...	0 — 60
	Eau distillée.......	30 —
Collyre au sulfate de zinc.	Sulfate de zinc offic.	0 —
	Eau distillée.......	125 —
Collyre opiacé	Extrait d'opium....	0 gr. 20
	Eau distillée.......	125 —

Le terme collyre s'applique aussi à des poudres simples ou composées destinées à être mises en contact avec l'œil. On les insuffle à l'aide d'un tuyau de plume.

Les principales substances prescrites seules ou en mélange *comme collyres secs*, sont :

L'alun.
Le borax.
Le sulfate de fer.
Le calomel.
Le précipité rouge.
L'oxyde de zinc.

La plupart du temps on les dilue dans du sucre, du sucre candi, ou du sucre de lait pulvérisés.

Tous ces corps doivent être porphyrisés, c'est-à-dire réduits à l'état de poudre impalpable.

Les *collyres mous* sont les pommades dites ophtalmiques.

Les *collyres huileux* ont l'huile d'olive stérilisée comme véhicule.

Ils sont restreints, l'huile étant en général un médiocre dissolvant des sels. Par contre les collyres huileux ne subissent aucune altération du fait des microorganismes, tandis que les collyres habituels sont très altérables.

Enfin, quand suivant les prescriptions du médecin on expose les yeux d'un malade aux vapeurs de certains liquides très volatils, on fait usage des *collyres gazeux*.

E. — Gargarismes

Ce sont des solutions médicamenteuses destinées à rester quelques instants en contact avec la gorge et la cavité buccale.

On comprend que leur composition s'éloigne le plus possible des doses dangereuses, puisqu'on ne peut empêcher qu'une petite partie du médicament arrive à pénétrer dans l'estomac.

Il importe de familiariser rapidement les malades avec l'emploi judicieux du gargarisme, de façon que celui-ci procure au patient le maximum de soulagement qu'on est en droit d'attendre. Le gargarisme n'est pas un rince-bouche. Le plus souvent, il doit baigner profondément toute la bouche et la gorge. Pour se gargariser, le malade doit lever franchement la tête et la rejeter légèrement en arrière en prononçant un long mouvement d'expiration qui s'opposera à la chute du liquide dans l'œsophage et dans les bronches.

Voici la composition des principaux gargarismes :

Gargarisme à l'eau oxygénée	Eau oxygénée	25 gr.
	Eau bouillie	75 —
Gargarisme astringent	Alun de potasse	3 —
	Eau bouillie	200 —
Gargarisme au chlorate de potasse	Chlorate de potasse	5 —
	Eau bouillie	200 —
Gargarisme au menthol	Menthol	0 — 25
	Alcool à 95°	10 —
	Eau bouillie	200 —
Gargarisme au perborate de sodium	Perborate de sodium	6 —
	Eau bouillie	200 —
Gargarisme au thymol	Thymol	0 — 25
	Alcool à 95°	5 —
	Eau bouillie	200 —
Gargarisme boraté	Borate de soude	5 —
	Eau bouillie	200 —
— boriqué	Solution d'acide borique à 3 %	q. s.
— émollient	Décoction de semence de lin à 2 %	q. s.

Gargarisme mercuriel...	Liqueur de van Swieten.............	50 gr.
	Eau distillée.......	70 —
— opiacé.....	Teinture d'opium...	1 gr. 50
	Eau bouillie.......	200 —
— phénolé....	Phénol pur........	1 —
	Eau aromatique de citron..........	100 —

F. — Lavements.

Ce sont des médicaments liquides, destinés à être introduits par le rectum dans le gros intestin à l'aide d'appareils divers : poires, seringues, irrigateurs, bocks, toujours stérilisés soigneusement avant emploi.

La substance des lavements est ordinairement de l'eau chargée par mixtion, solution, infusion, décoction de principes médicamenteux.

A moins d'indication spéciale du médecin, ne jamais administrer les lavements froids. Ils doivent être à une température voisine de celle de l'intérieur du corps (30 à 35 degrés).

On se souviendra de la facilité avec laquelle la muqueuse rectale absorbe les médicaments; en aucun cas on n'administrera aucun lavement au chloral, à l'opium, à la belladone, à la cocaïne, etc., qui n'aura pas été ordonné par le médecin lui-même.

Lavement amylacé.....	Poudre d'amidon...	15 gr.
	Eau.. q. s. pour	$\frac{1}{2}$ litre.

Délayez la poudre d'amidon dans 100 grammes d'eau froide, versez dans le reste du liquide en ébullition, et agitez.

Lavement amylacé opiacé	Teinture d'opium ..	1 gr. 50
	Lavement amylacé .	Un.

Mêlez.

Lavement de créosote...	Créosote..........	1 gr.
	Lait............	100 —
Lavement de glycérine..	Glycérine.........	60 —
	Décoction émolliente (avec semence de lin 10 gr.)	500 —
Lavement de sel blanc (chlorure de sodium)..	Sel blanc.........	30 —
	Eau bouillie.......	500 —
Lavement émollient (décoction émolliente) ...	Lin (semence).....	10 —
	Eau..............	500 —

Faites bouillir pendant dix minutes : passez.

Lavement huileux......	Jaune d'œuf.......	Un.
	Huile d'olive......	60 gr.
	Décoction émolliente	500 —

Émulsionnez l'huile avec le jaune d'œuf : délayez dans la décoction émolliente.

Lavement laxatif.......	Feuille de séné....	15 gr.
	Sulfate de sodium ordinaire........	10 —
	Eau... q. s. pour	$\frac{1}{2}$ litre.

Faites une décoction très légère : passez et exprimez.

Lavement nutritif......	Sel blanc.........	2 gr.
	Jaunes d'œufs.....	Deux.
	Poudre d'amidon...	10 gr.
	Lait.............	250 —

Délayez la poudre d'amidon dans le lait bouillant, dans lequel vous aurez fait dissoudre le sel ; versez peu à peu sur les jaunes d'œufs : mêlez.

Lavement nutritif avec peptone	Peptone sèche.....	20 gr.
	Bicarbonate de sodium...........	0 — 50
	Jaune d'œuf.......	Un.
	Teinture d'opium (X gouttes)......	0 gr. 20
	Lait.............	150 —

Mélangez la peptone et le bicarbonate de soude avec le jaune d'œuf : délayez dans le lait et ajoutez la teinture d'opium.

Lavement opiacé.......	Teinture d'opium ..	1 gr. 50
	Décoction émolliente	500 —

Lavement purgatif.....	Feuille de séné....	15 gr.
	Sulfate de sodium..	20 —
	Emétique pulvérisé.	0 — 20
	Eau.. q. s. pour $\frac{1}{2}$ litre de décoction.	

Faites bouillir légèrement le séné et le sulfate de sodium avec l'eau : passez, exprimez, et ajoutez l'émétique.

Un lavement qui ne doit être qu'un lavage ou un lavement qui ne doit pas séjourner longtemps dans l'intestin pourra atteindre un volume d'un demi-litre ou d'un litre. Un lavement destiné à être conservé n'excédera pas un quart de litre.

Dans les hôpitaux pourvus de pharmaciens, toutes les préparations que nous venons de passer en revue dans ce chapitre sont exécutées régulièrement à la pharmacie.

Mais dans certains cas pressants, et lorsque les ressources du service le permettent, il faut bien reconnaître qu'il est assez rationnel que certaines préparations, ne renfermant pas de substances dangereuses, faciles à réaliser, et qui doivent être données tièdes, soient à titre exceptionnel exécutées à proximité des malades. A plus forte raison, dans les petites formations sanitaires dépourvues de service pharmaceutique, on appréciera l'habileté et les connaissances des dames infirmières capables de préparer par exemple :

Un collutoire boraté ou chloraté.
Un gargarisme à l'eau oxygénée.
Un gargarisme émollient.
Un lavement salé ou un lavement émollient.

Pour faire un collutoire ordinaire, il suffit de savoir délayer une substance saline dans la glycérine au moyen d'un petit mortier en verre.

Pour faire un gargarisme à l'eau boriquée ou à l'eau oxygénée, ou un collyre, il suffit de savoir mesurer des liquides dans une éprouvette ou d'avoir un peu l'habitude de la balance et du trébuchet. Enfin nous avons appris comment on faisait une décoction, comment on délayait et on épaississait dans l'eau l'amidon par la chaleur. Nous pouvons donc faire un gargarisme ou un lavement émollient et un lavement amylacé.

G. — Solutions injectables, ampoules

Elles sont classées dans les formulaires parmi les médicaments pour usage externe, probablement parce qu'elles sont administrées avec effraction.

Le passage direct de ces médicaments dans la circulation nécessite nécessairement l'emploi de dilutions encore plus faibles que si l'on se proposait d'introduire les mêmes médicaments par la voie stomacale.

Ici encore, pour faciliter le classement des

diverses solutions, n'employer sur les étiquettes que des fractions décimales : 1 °/o, 1 °/oo, etc., ou bien indiquer combien 1 cc. renferme de principe actif.

Exemple : 1 cc. = 0 gr. 01.

Naturellement ces solutions seront limpides et stériles : donc filtration soignée et passage à l'autoclave ou mise au bain-marie à + 100°, prolongée et répétée (tyndalisation), du flacon bouché avec fil de lin interposé entre le bouchon et le goulot pour éviter la pression intérieure.

Les ampoules sont des tubes de verre dilatés, à extrémités effilées fermées à la lampe. Elles renferment environ 1, 2, 5, 10 cc. de solution.

Certaines ampoules plus grosses, de 20, 50, 100, 250 et 1 000 cc. servent à contenir des sérums artificiels dont voici quelques formules :

Solution injectable de chlorure de sodium. Sérum artificiel	Chlorure de sodium pur	7 gr. 50
	Eau distillée.......	1000 cm³
Sérum glucosé.........	Glucose...........	47 gr.
	Eau distillée	1000 cm³
Sérum saccharosé	Saccharose	100 gr. 30
	Eau distillée.......	1000 cm³
Sérum gélatiné	Gélatine pure......	10 gr.
	Chlorure de sodium pur	7 gr.
	Eau distillée stérilisée	1000 cm³
Sérum de Netter.......	Chlorure de sodium pur	7 gr.
	Chlorure de calcium pur	0 gr. 2
	Chlorure de potassium pur........	0 gr. 2
	Eau distillée.......	1000 cm³

Les ampoules ordinaires de 1, 2, 5 et 10 cc. renferment un peu plus de ces quantités de liquide, ce qui constitue une précaution utile, puisqu'on devra ensuite, pour injecter, employer une seringue graduée : en un mot la mesure n'est pas donnée par l'ampoule, mais par la seringue.

Ce fait implique la nécessité d'écrire sur l'étiquette collée sur chaque ampoule, non pas, comme on le croit trop souvent, ce que renferme l'ampoule, mais le titre de la solution qu'elle contient.

Par exemple :

Une solution de cacodylate de sodium à 1 °/。 pourra être enfermée dans des ampoules de 1, de 2, de 5 cc. L'étiquette sera uniforme et mentionnera uniquement le titre.

On n'écrira pas cacodylate de sodium : 1 centigr.
ou 2 centigr.
ou 5 centigr.

mais cacodylate de sodium 1 °/。.
ou cacodylate de sodium 1 cc. = 0 gr. 01.

Le fait d'être contenu dans une ampoule de verre n'implique pas que le médicament est injectable inévitablement.

Aussi nous conseillons de placer à part, par exemple, les ampoules de nitrite ou azotite d'amyle, dont le contenu sur prescription du médecin sera versé sur une compresse et respiré par certains malades.

Ne pas s'en servir sans une prescription médicale formelle : c'est une médication délicate.

Vous n'aurez jamais à préparer de solutions injectables, cette tâche est réservée exclusivement au service pharmaceutique, qui seul est outillé pour l'exécuter avec tout le soin nécessaire et pour réaliser le remplissage des ampoules qui exige des appareils dont la description sortirait du cadre de cette leçon; mais il est bon de connaître les formules des solutions injectables les plus employées.

Les substances les plus généralement employées pour injections hypodermiques sous forme d'ampoules sont : l'arrhénal, l'atropine (sulfate), le benzoate de mercure, le biiodure de mercure, le cacodylate de sodium, la caféine, le camphre, la cocaïne, l'émétine, l'ergotine, l'ergotinine, l'ésérine, le gaïacol, l'héroïne, la morphine, la pilocarpine, la quinine, la stovaïne, la strychnine (sulfate).

Solution	Composants	Quantités
Solution injectable de cacodylate de sodium.	Cacodylate de sodium	5 gr.
	Eau distillée stérilisée..... q. s. p.	100 cm³
Solution injectable de caféine	Caféine	2 gr. 50
	Benzoate de sodium	3 —
	Eau distillée stérilisée..... q. s. p.	10 cm³
Solution injectable de camphre	Camphre	10 gr.
	Huile d'olive purifiée et stérilisée q. s. p.	100 cm³
Solution injectable de cocaïne	Chlorydrate de cocaïne	0 gr. 50
	Eau distillée stérilisée..... q. s. p.	50 cm³
Solution injectable d'ergotine	Ergotine	3 gr.
	Glycérine stérilisée	15 —
	Eau distillée stérilisée	16 —
Solution injectable de gaïacol	Gaïacol	1 —
	Huile d'olive purifiée et stérilisée q. s. p.	10 cm³
Solution injectable de morphine	Chlorhydrate de morphine	1 gr.
	Eau distillée stérilisée..... q. s. p.	50 cm³

Solution injectable de quinine et antipyrine..	Chlorhydrate basique de quinine...	6 gr.
	Antipyrine........	4 —
	Eau distillée stérilisée..... q. s. p.	20 cm³.

Toutes ces solutions, soit en flacons, soit en ampoules, sont stérilisées par chauffage discontinu durant vingt minutes à 100 degrés pendant trois jours consécutifs, sauf :

Les solutions ayant l'huile d'olive pour véhicule, qui sont stérilisées par chauffage discontinu durant une heure à 58°-60°, pendant cinq à six jours ;

La solution injectable d'ergotine, qu'on stérilise par chauffage discontinu, durant une heure à 60°, pendant quatre jours consécutifs.

Les solutions injectables d'ergotinine, d'héroïne, ne peuvent être stérilisées par la chaleur. Le pharmacien doit les préparer avec un matériel rigoureusement aseptique et en très petites quantités.

Les ampoules d'atropine, d'ergotinine, d'ésérine, d'héroïne, de morphine, de pilocarpine, de strychnine sont les seules qui soient soumises à la loi sur les substances vénéneuses. (F. H. M., p. 360.)

Il est bien difficile d'exiger que les divisions de malades dans un grand hôpital s'abstiennent de constituer une petite réserve d'ampoules les plus employées. A plus forte raison dans les petites formations sanitaires est-on tenté d'exagérer cet approvisionnement, et c'est là une situation pleine de danger : mais au moins que le personnel assistant n'omette jamais de renfermer les ampoules dangereuses dans l'armoire aux poisons. Au commencement de cette leçon nous avons dit quelques mots de cette armoire. Rappelons encore, car on ne saurait trop insister sur ce point, que cette armoire est divisée en deux parties, dont l'une, pouvant être close spécialement, est réservée aux médicaments soumis à la loi sur les substances vénéneuses, et l'autre destinée aux médicaments qu'il est prudent de tenir séparés.

Les ampoules autres que celles que nous venons d'énumérer resteront dans le compartiment des : *Separanda*.

CINQUIÈME LEÇON

PRESCRIPTIONS POUR L'USAGE EXTERNE *(Suite)*

h) LOTIONS. — LINIMENTS. — BAUMES. HUILES.

i) POMMADES ET ONGUENTS

j) EMPLATRES. — SPARADRAPS

k) SUPPOSITOIRES

l) CATAPLASMES

m) CAUSTIQUES

1° PRESCRIPTIONS POUR L'USAGE EXTERNE *(Suite)*

II. — Lotions, liniments, baumes

Il existe toute une classe de médicaments destinés à être appliqués sur l'épiderme sous les dénominations de :

Lotions.
Liniments.
Baumes.

Il est assez difficile de les différencier en termes précis.

On admet que les lotions sont des solutions limpides, alcooliques ou aqueuses.

Les liniments sont huileux, ils peuvent contenir des corps en suspension.

Les baumes se rapprochent des pommades, mais ont peut-être une consistance plus molle.

Cette division est un peu factice, de même que celle basée sur leur emploi.

On dit généralement qu'une lotion est appliquée à demeure. Telle est l'eau sédative, qu'il est facile de préparer et dont tout le monde connaît l'emploi (applications de compresses à demeure).

Eau sédative	Ammoniaque	60 gr.
	Teinture de camphre concentrée.......	10 —
	Sel blanc (chlorure de sodium)	60 —
	Eau.... q. s. pour	1000 —
Lotion savonneuse	Savon blanc.......	50 —
	Eau..............	400 —
	Sulfure de potasse..	50 —

(S'emploie en frictions contre la gale.)

La lotion *vinaigrée* consiste en frictions avec du vinaigre ordinaire ou de l'acide acétique dilué à $\frac{1}{10}$.

La lotion *saturnine* consiste en applications de sous-acétate de plomb liquide (que le pharmacien seul doit préparer) plus ou moins étendu d'eau.

Les solutions pour pansements sont de véritables lotions.

Telles sont les solutions phéniquées, boriquées, etc.

Si on applique une lotion, on frictionne avec un liniment.

Les *liniments* sont des médicaments liquides pour l'usage externe, destinés à être, suivant les indications du médecin, appliqués en frottant plus ou moins légèrement avec la main ou à l'aide d'un gant de caoutchouc, d'étoffe ou de crin ou d'un tampon d'ouate ou de gaze.

Certains liniments sont à base d'huile, d'autres à base d'alcool : tels la teinture de camphre concentrée et l'alcool camphré étendu (eau-de-vie camphrée); d'autres sont des émulsions : ex. : le liniment calcaire, etc. Partout où fonctionne un service pharmaceutique, c'est à lui qu'incombe le soin de préparer les liniments : mais il en est dont l'exécution est si facile que l'absence de pharmacien ne saurait être une cause d'abstention.

Ainsi le liniment térébenthiné camphré s'obtient en faisant dissoudre :

Savon mou de potasse	4	grammes.
Camphre	2	—
Dans essence de térébenthine	25	—

L'eau-de-vie camphrée, qui est un véritable liniment, se prépare avec :

Teinture de camphre concentrée	25	grammes.
Alcool à 95°	35	—
Eau distillée	40	—

Le liniment oléo-calcaire, si précieux comme applications (et non en frictions) sur les brûlures, est facile à préparer; il en est de même de ceux dont nous donnons ici les formules :

Liniment ammoniacal	Ammoniaque pure	5 gr.
	Huile d'arachide	30 —
Liniment ammoniacal camphré	Ammoniaque pure	5 —
	Huile camphrée	30 —
En ajoutant à ce liniment :	Teinture d'opium	8 —

on a le liniment volatil camphré opiacé.

Liniment calcaire ou oléo-calcaire	Eau de chaux	50 gr.
	Huile d'arachide	50 —
Liniment camphré opiacé	Teinture d'opium	8 —
	Huile camphrée	30 —
Liniment chloroformé	Chloroforme	3 —
	Huile d'arachide	30 —
Liniment opiacé	Teinture d'opium	8 —
	Huile d'arachide	30 —
Liniment savonneux ammoniacal camphré	Poudre de camphre	10 —
	Teinture de savon	50 —
	Huile d'arachide	10 —
	Ammoniaque pure	10 —

Dans les hôpitaux, ce liniment remplace le baume

opodeldoch, de même que le liniment térébenthiné remplace le baume de Fioraventi, que la teinture d'arnica remplace l'alcoolat vulnéraire.

Les *baumes* sont rarement utilisés dans les hôpitaux; nous avons vu que le liniment savonneux ammoniacal camphré et que le liniment térébenthiné y remplaçaient le baume opodeldoch, préparation de consistance solide, et le baume de Fioraventi, alcoolat très fluide.

Le baume tranquille occupe toujours une place importante et est prescrit fréquemment. On l'appelle encore huile de jusquiame composée.

On l'obtient en faisant macérer à chaud dans de l'huile d'arachide des feuilles fraîches de belladone, morelle, jusquiame et des feuilles sèches de romarin.

La pharmacie seule est outillée pour faire une telle préparation.

> Les liniments ne doivent jamais former un approvisionnement de longue durée, surtout lorsqu'ils renferment des substances volatiles : teintures, ammoniaque, chloroforme. Ces derniers doivent être toujours éloignés des sources de chaleur et bouchés soigneusement.

Le nombre des huiles employées isolément comme médicaments pour usage externe est restreint.

Sous cette rubrique, le formulaire des H. M. ne cite, outre l'huile de jusquiame composée ou baume tranquille, que l'huile de cade, l'huile de chaulmoogra, l'huile phénolée; dans certaines formations on prescrit encore l'huile de camomille et l'huile de camomille camphrée (qui doivent toujours être préparées à la pharmacie).

I. — Pommades et onguents

Les pommades sont des médicaments externes de consistance ordinairement molle; les principes actifs s'y trouvent en dissolution ou en mélange. L'*excipient*, le *véhicule* ou *solvant* est un corps gras, axonge ordinaire ou saindoux purifié : axonge benzoïnée ou balsamique (qui ne rancit pas), moelle de bœuf, suif, huiles, graisse de laine (lanoline anhydre ou lanoline hydratée) ou bien : vaseline, acides gras solides, stéarine ou stéadine (cette dernière est un savon imparfait avec excès de corps gras).

Il est bon de savoir que les pommades les moins absorbables par les pores de la peau sont celles qui ont pour excipient la vaseline.

Les corps gras sont pour ainsi dire de meilleurs conducteurs de médicaments, la lanoline leur permet aussi de pénétrer avec facilité.

Les stéarates alcalins et la stéadine forment aussi une classe de véhicules parfaits, car ils pénètrent très bien à travers la peau et ils sont solubles, ce qui permet, fait appréciable, un lavage facile de la région enduite de pommade.

Les onguents sont des pommades renfermant des substances résineuses : térébenthine, cophane, élémi, poix blanche, poix noire, poix-résine, styrax, etc. Les onguents sont tombés peu à peu en désuétude, mais certains d'entre eux ont joui longtemps d'une vogue qui laisse encore des souvenirs.

Onguent ou baume d'Arcaeus, de Larrey, de la Mère, etc.

Par analogie on appelle encore quelquefois onguent une simple pommade.

L'onguent napolitain, l'onguent gris ne sont que de simples pommades au mercure : le premier renferme la moitié, le second le huitième de son poids de mercure.

Les *cérats* sont des pommades où il entre de la cire blanche ou de la cire jaune.

La confection des pommades est en général assez délicate pour que le service pharmaceutique seul soit chargé de telles préparations.

Beaucoup de pommades sont, en effet, constituées par un mélange de corps dissemblables par leur consistance, leur point de fusion, leur solubilité. Les substances les plus différentes peuvent s'y rencontrer : poudres végétales ou minérales, extraits, sels, solutions aqueuses, corps gras.

Pour obtenir des préparations stables, homogènes, parfaites, il faut donc suivre certaines règles dont l'enseignement ne peut trouver place ici.

Mais il est quelques pommades peu compliquées qu'une assistante, une infirmière peuvent exceptionnellement exécuter rapidement, lorsque le service pharmaceutique fait défaut et lorsqu'il s'agit d'un simple mélange à un excipient, corps gras ou autre, d'une ou deux substances faciles à incorporer.

Voici quelques formules de pommades parmi les plus simples :

La pommade d'acide borique	Acide borique pulvérisé	10 gr.
	Vaseline	90 —
La pommade au calomel	Calomel	10 —
	Vaseline	90 —
La pommade d'iodoforme	Iodoforme pulvérisé	10 —
	Vaseline	90 —
La pommade d'oxyde de zinc	Oxyde de zinc	10 gr.
	Vaseline	90 —
La pommade de salol	Salol	10 —
	Vaseline	90 —

La pommade camphrée..	Camphre pulvérisé.....	30 gr.
	Axonge..............	100 —
	(Faites fondre au bain-marie)	
La pommade d'huile de cade...............	Huile de cade........	1 gr.
	Axonge.............	10 —
	ou 20 gr. ou 30 gr. ou 40 gr.	

Voici maintenant quelques formules de pommades usuelles que vous n'aurez jamais à préparer, mais dont il est bon de connaître la composition :

Pommade antipsorique..	Soufre sublimé.....	20 gr.
	Carbonate neutre de potassium.......	10 —
	Axonge...........	80 —
Pommade antiseptique (Reclus)............	Antipyrine........	5 —
	Acide borique......	5 —
	Salol.............	5 —
	Iodoforme.........	2 —
	Phénol pur........	1 —
	Sublimé corrosif....	0 gr. 02
	Vaseline blanche...	200 —
Pommade d'extrait de belladone...........	Extrait de belladone.	3 —
	Glycérine.........	2 —
	Axonge benzoïnée..	25 —
Pommade de formol	Formol...........	100 —
	Glycérine.........	180 —
	Lanoline hydratée..	1000 —
Pommade d'iodure de potassium	Iodure de potassium.	1 —
	Axonge benzoinée..	4 —
	Eau distillée.......	q. s.
Pommade au collargol ..	Collargol..........	20 gr.
	Eau distillée.......	10 —
	Lanoline anhydre ..	20 —
	Vaseline..........	50 —
Pommade au goménol ...	Goménol..........	125 —
	Vaseline..........	375 —

Pommade ou pâte d'oxyde de zinc	Oxyde de zinc..... 182 gr. Talc .... 182 — Poudre d'amidon... 182 — Vaseline .... 454 —

Les pommades sont peu toxiques, en général; on se méfiera cependant des pommades mercurielles, qui peuvent, à la suite d'une application trop abondante ou trop prolongée, amener de graves intoxications mercurielles. On se souviendra aussi que la pénétration de l'épiderme par une pommade trop active, par exemple la pommade à l'extrait d'opium, dangereuse pour les enfants, peut amener des empoisonnements.

L'approvisionnement en pommades dans un service médical doit être très restreint. Ces médicaments sont à surveiller au point de vue de leur état de conservation, surtout lorsqu'ils sont à base d'axonge. S'ils donnent des signes de rancidité, si leur teinte primitive s'altère, ne pas hésiter à les mettre hors de service. Ne pas les ranger au voisinage d'une source de chaleur.

Les pommades sont conservées dans des pots de grès, de faïence, munis de couvercles, ou dans des tubes en étain lorsqu'elles ne renferment pas de substances capables d'attaquer ce métal.

Ne jamais plonger dans une pommade qu'une baguette de verre ou une spatule nickelée stérile : étendre sur la peau par l'intermédiaire d'un carré de gaze stérile.

J. — Emplatres et sparadraps.

Les emplâtres sont des masses dures, le plus souvent à base de savon de plomb, corps inerte et malléable contenant des produits actifs en mélange ou en dissolution. Les emplâtres ne sont pas utilisés en nature; pour l'emploi ils sont étendus en couches peu épaisses sur des bandes de toile; la masse emplastique ainsi étendue sur toile prend le nom de *sparadrap*.

Le sparadrap de *diachylon gommé*, préparé avec l'emplâtre de diachylon, est uniquement employé comme adhésif.

Le sparadrap *mercuriel* ou de *Vigo* est fait avec l'emplâtre mercuriel.

Le sparadrap *thapsia* est fait avec l'emplâtre à base de résine de thapsia (produit rubéfiant).

Le sparadrap *vésicant* est à base d'emplâtre vésicant à la poudre de cantharides.

Enfin on prépare des sparadraps adhésifs avec des solutions benzéniques de caoutchouc additionnées de quantités variables d'oxyde de zinc; des sparadraps de gomme (gomme arabique sur étoffe de soie : taffetas d'Angleterre, baudruche gommée).

Nous passons rapidement sur ces formes médicamenteuses, qui ne sont même plus préparées dans les hôpitaux et que l'industrie fournit entièrement : mais il est bon d'en connaître sommairement la composition.

Les sparadraps doivent être rangés dans des boîtes munies de couvercle, à l'abri des poussières et éloignés des sources de chaleur. Leur application ne présente pas de difficulté, mais par les froids assez rigoureux pour durcir résines et caoutchouc, il est bon de les réchauffer doucement avant de s'en servir.

Le sparadrap diachylon, comme ses succédanés, les sparadraps caoutchoutés, sont surtout des préparations agglutinatives destinées à fixer, à immobiliser des pansements. Quelques-uns sont de véritables médicaments, étant imprégnés de substances actives comme l'oxyde et le peroxyde de zinc (*colloplastres, francoplastres,* etc.).

Lorsqu'on doit appliquer un sparadrap rubéfiant ou un sparadrap vésicant, il est bon de nettoyer d'abord la région indiquée par le médecin, en la savonnant et la frottant légèrement à l'alcool; on fera bien même d'appuyer le sparadrap sur la peau pendant quelques minutes avant de le fixer par des bandelettes de diachylon entre-croisées. Lorsque l'action du sparadrap est terminée, on le retire avec précaution, évitant autant que possible de déchirer l'épiderme; s'il s'agit d'un vésicatoire, on ouvre légèrement les ampoules avec une aiguille ou des ciseaux flambés, puis on applique un cataplasme de farine de lin ou d'amidon pendant une heure. Dans tous les cas, il est utile de faire des pansements matin et soir avec de la gaze ou du papier brouillard enduits de vaseline stérilisée ou de cérat frais, ou l'on emploie du coton aseptique qu'on laisse en place pendant le temps suffisant pour que la légère plaie soit guérie.

K. — Suppositoires.

Comme pour tout autre médicament destiné à rester en contact avec la muqueuse rectale, on surveillera attentivement les teneurs en principes actifs : par exemple on n'emploiera jamais pour un enfant un suppositoire prescrit pour adulte, même après l'avoir diminué de volume en le taillant avec un couteau.

Le véhicule est du beurre de cacao ou de la glycérine solidifiée à la gélatine : après mélange intime de l'un de ces deux produits liquéfié à une chaleur modérée avec le principe actif, on coule dans des moules de métal ou de papier et on laisse solidifier par refroidissement.

On prescrit ainsi des suppositoires au beurre de

cacao pur, à la glycérine pure, à la cocaïne, à l'extrait d'opium, à l'extrait de belladone, à la morphine, au tanin, etc.

La composition en sera toujours spécifiée par le médecin.

La préparation est exclusivement du domaine de la pharmacie.

E. — Cataplasmes.

Masses humides plus ou moins chaudes, généralement dépourvues de principes médicamenteux, destinées à agir surtout par action physique : chaleur et humidité persistantes. Toute substance capable de se gonfler au contact de l'eau bouillante et de donner un mucilage épais peut être utilisée en cataplasmes.

Exemple :

Amidon, fécule, farine de lin, feuilles de bouillon blanc, de mauve, de guimauve, carragahen, fucus crispus, agar-agar, etc.

Les cataplasmes les plus simples sont ceux d'amidon et de farine de lin.

Les poudres sont délayées dans une petite quantité d'eau froide. Le mélange est ensuite versé dans l'eau bouillante en quantité suffisante : on fait bouillir un instant de façon à donner à la préparation la consistance nécessaire, puis on verse à la surface d'un linge fin dont on replie les bords de façon à enfermer la masse et on applique doucement et prudemment pour ne point saisir le malade.

Les cataplasmes pour les yeux doivent être préparés et placés avec des soins d'asepsie et des précautions minutieuses.

Les cataplasmes à base de fécule ou d'amidon n'ont pas l'odeur désagréable du mucilage de poudre de lin, qui présente en outre l'inconvénient de fermenter rapidement.

Parfois le médecin prescrit d'arroser le cataplasme avec quelques gouttes d'un calmant : teinture d'opium ou laudanum de Sydenham (qui est également une préparation d'opium alcoolisée); répandre ces gouttes uniformément et au moment de l'application sur la surface extérieure du cataplasme qui doit être mise en contact avec l'épiderme.

Un cataplasme fréquemment employé est le cataplasme rubéfiant ou sinapisé : c'est généralement un cataplasme de farine de lin saupoudré avec quelques pincées de farine de moutarde; on recouvre d'une mousseline avant application.

> Ne jamais faire bouillir la farine de moutarde avec la farine de lin. La réaction d'où résulte l'huile essentielle, principe actif de la moutarde, n'aurait pas lieu; pour la même raison les cataplasmes sinapisés ne doivent pas être appliqués trop chauds, la poudre de moutarde perdant ses propriétés rubéfiantes à partir de 60°.

L'utilisation de la farine de moutarde a été simplifiée par l'emploi du papier sinapisé : feuille de carton mince sur laquelle on fait adhérer de la poudre de moutarde préalablement privée de son huile fixe altérable.

Les rectangles de papier sinapisé sont plongés dans l'eau au moment de l'emploi : l'eau permet au principe essentiel rubéfiant de prendre naissance, on applique ainsi humide : n'employer que de l'eau froide ou tiède, jamais de l'eau très chaude.

Nous ne devons pas quitter cette classe de médicaments sans signaler, au moins pour mémoire, quelques prescriptions qui se rattachent naturellement à ce chapitre : emploi de liquides révulsifs divers à base d'essence de moutarde, soit naturelle, soit artificielle, d'essence de térébenthine, de teinture d'iode, emploi de serviette plongée dans l'eau chaude, de compresses humides chaudes, de sacs de caoutchouc étanche pouvant contenir de l'eau chaude : emploi de l'air chaud au moyen d'appareils spéciaux, de pulvérisations chaudes, de compresses électriques chaudes, etc.

F. — CAUSTIQUES.

Médicaments quelquefois liquides, le plus souvent solides en forme de crayons.

Leur préparation est réservée exclusivement au pharmacien et leur application au médecin.

Nous dirons donc seulement que les substances les plus employées comme caustiques liquides sont certains acides, les alcalis : ammoniaque, potasse, le chlorure de zinc.

Certains caustiques solides ou crayons, tels les crayons d'iodoforme, de tanin, de sulfate de cuivre, sont obtenus en agglomérant la poudre de ces substances avec un mucilage de gomme additionné de glycérine.

D'autres crayons, comme ceux d'azotate d'argent, de potasse, sont obtenus par fusion et coulée.

Ces préparations doivent être serrées dans des boîtes bien fermées, tenues au sec et à l'abri de la lumière. La provision doit être réduite au strict nécessaire : se rappeler que leur emploi est délicat et que la cautérisation de bourgeons charnus exubérants ne constitue nullement un acte opératoire anodin.

SIXIÈME LEÇON

MÉDICAMENTS
DANS LA SALLE DE PANSEMENTS
ET DANS LA SALLE D'OPÉRATION

EXAMEN SOMMAIRE DES URINES

LES MÉDICAMENTS DANS LA SALLE DE PANSEMENTS DANS LA SALLE D'OPÉRATION

Suivant l'importance de la formation sanitaire, une réserve de médicaments plus ou moins considérable pourra être confiée à votre surveillance dans la salle d'opération aussi bien que dans la salle de pansements; on comprend aisément qu'il n'y aura à préparer ici aucun d'eux; tout au plus peut-on se permettre de transvaser, pour les tenir pleins, les récipients d'usage courant et de conserver la réserve dans une pièce annexe.

D'ailleurs, mieux vaut n'avoir rien dans la salle d'opération elle-même, pas plus de médicaments que de linge ou d'autres objets : des murs nus, des tables, le lavabo, un tabouret.

Dans la pièce annexe, tout le reste; le mieux serait de posséder deux ou trois pièces annexes : l'une servant pour le stationnement transitoire des malades; une autre pour manipulations, nettoyages, stérilisations; une autre servant de magasin avec armoires, vitrines, etc.

Les médicaments seront donc apportés de la pharmacie dans cette partie du service, pour être employés tels quels.

Ils seront rangés, classés avec soin et étiquetés nettement. En cas d'urgence, il ne faut pas avoir à fouiller dans des placards. Les pommades seront placées dans des pots, des tubes; les poudres dans des flacons parfaitement bouchés; on aura une petite réserve d'ampoules pour injections hypodermiques, de plusieurs sortes, chaque sorte dans une boîte avec une inscription très lisible.

Les flacons ou ampoules d'anesthésiques : chloroforme, éther, chlorure d'éthyle, seront rangés à part, à portée de la main, tout à côté des masques spéciaux. Il pourra s'y trouver aussi un ballon d'oxygène plein ou un tube d'oxygène comprimé avec un ballon de caoutchouc : des anesthésiques locaux : chlorure d'éthyle ou de méthyle dans leurs siphons; on conservera un crayon de nitrate d'argent dans un tube de verre bouché au coton, préalablement stérilisé et refroidi.

Généralement, les salles d'opération possèdent une série de grands flacons de 2, 5 ou 10 litres bouchés à l'émeri et incolores pour contenir les solutions antiseptiques, diluées. — Ils porteront tous les étiquettes et les bandes conformes aux dispositions réglementaires que nous avons exposées au chapitre : Solutions pour usage externe. — Les noms et les dilutions seront écrits en grosses lettres. Il convient que ces flacons soient en verre incolore, mais les solutions qu'ils renfermeront seront, par les soins de la pharmacie, colorées de la manière suivante :

Les solutions de sublimé corrosif en bleu (carmin d'indigo).
— de phénol en vert (vert sulfo. J.).
— de chlorure de zinc en violet (violet de méthylaniline).
L'alcool dénaturé en rose (éosine).

Ainsi, on évite les erreurs bien plus aisément que si ces solutions étaient toutes placées dans des bocaux en verre jaune.

Les colorations rouges sont interdites, parce qu'elles rappellent trop celle du vin : cette confusion a donné lieu autrefois à des accidents suivis de mort.

Enfin on pourrait, si le chirurgien emploie couramment quelque autre solution antiseptique, lui demander l'autorisation de la différencier des précédentes, par exemple en la colorant en jaune avec un produit inoffensif.

Voici les concentrations qu'il est prudent de ne pas dépasser dans les réserves d'une salle d'opération ou de pansements, sauf naturellement indications spéciales du chirurgien.

Sublimé corrosif : 1 pour 1 000.

Les solutions de sublimé attaquent les instruments métalliques quelle que soit leur dilution.

Cyanure de mercure : 1 pour 1 000.

Il existe une solution de cyanure de mercure à 5 pour 1 000 destinée à stériliser les instruments qu'on y plonge : elle ne les attaque pas.

Phénol : 20 pour 1 000 (eau phéniquée ordinaire).

La chirurgie pourra demander à avoir sous la main une eau phéniquée forte à 50 pour 1 000.

Formol . . . . 10 pour 100
Permanganate de potasse . . . . . . 1 —

Enfin l'acide picrique en solution saturée à 1 pour 100, employée contre les brûlures, les engelures, etc.

Il n'est pas superflu de recommander, dans une salle d'opération ou dans une salle annexe où brûle un thermocautère, où l'on flambe à l'alcool des instruments, des cuvettes, où fonctionnent une étuve, un autoclave chauffé au gaz, souvent munies d'un bec-veilleuse permanent, de ne manipuler l'alcool, l'alcool-éther, l'éther, l'essence de pétrole (ligroïne, etc.) sans les plus grandes précautions. — On se rend compte des désastres qu'occasionnerait au cours d'une opération un commencement d'incendie ou une explosion.

Voici une liste des produits médicamenteux les plus fréquemment employés dans les salles de pansements ou les salles d'opération.

Ampoules : Caféine, cocaïne (chlorhydrate), éther, ergotine, huile camphrée, héroïne, morphine (chlorhydrate), spartéine, à divers titres.

Anesthésiques : Ether, chlorure d'éthyle, chloroforme (ampoules).

Pommades : Acide borique, iodoforme, vaseline pure stérile, etc.

Poudres : Acide borique, amidon, aristol, dermatol, sous-azotate de bismuth, iodoforme, poudre de Lucas Championnière, talc, oxyde de zinc, peroxyde de zinc.

Produits solides : Crayons d'azotate d'argent, gaze iodoformée.

Produits liquides : Alcool à 95°, alcool dénaturé, éther, éther-alcool, éther iodoformé, chlorure d'éthyle, chlorure de méthyle, glycérine, teinture d'iode.

Produits gazeux : Oxygène.

Solutions : Solution de phénol, solution de sublimé corrosif, solution de cyanure de mercure, solution d'acide borique, solution de formol, solution de permanganate de potasse, solution de savon, liqueur de Labarraque étendue, sérum physiologique, sérum glucosé, gélatiné.

EXAMEN SOMMAIRE DES URINES

Dans les hôpitaux pourvus d'un service pharmaceutique, il est de règle que toutes les analyses d'urine soient exécutées au laboratoire du pharmacien. Les différentes recherches, les dosages que comportent une analyse d'urine totale ou partielle nécessitent des connaissances spéciales, une pratique constante des manipulations chimiques et sont assez délicates pour être confiées uniquement à un technicien expérimenté.

Toutefois il est deux points sur lesquels le médecin a parfois besoin d'être éclairé sommairement et rapidement : c'est la présence ou l'absence de l'albumine et du sucre. De plus, dans les formations sanitaires dépourvues de pharmacie, il est utile qu'un assistant ou que le médecin lui-même puisse se rendre compte sans tarder de l'état d'une urine en ce qui concerne les éléments anormaux que nous venons de signaler.

Leur recherche nécessite le petit matériel suivant :

Une lampe à alcool.

Une pince en bois.

Un entonnoir et une éprouvette pour filtration.

Un petit flacon de liqueur cuprosodique (liqueur de Fehling).

Un petit flacon d'acide acétique au 10°.

Des petits filtres en papier.

Des tubes à essais.
Deux compte-gouttes.

La lampe sera de modèle en verre courant; la mèche dépassera de deux centimètres pour donner une flamme un peu longue; les filtres en papier seront de dimensions adaptées au petit entonnoir; les tubes à essai destinés au chauffage de l'urine seront en verre mince; plus le verre est mince, moins il est fragile à la chaleur.

Quand une urine doit être envoyée pour analyse à la pharmacie, il est indispensable de recueillir tout le liquide émis dans les vingt-quatres heures dans de grands bocaux en verre gradués de 2 à 5 litres, très propres. En été, pour empêcher les fermentations au cours de la journée, placer dans le bocal une demi-boule de naphtaline ou 5 cm^3 de chloroforme ou de toluène ou d'une solution de cyanure de mercure à 1 millième. Ces additions n'ont aucune action sur la composition de l'urine et ne peuvent constituer une cause d'erreur pour les recherches chimiques.

Mais ces précautions sont inutiles pour un examen sommaire fait dans le service.

A. — *Recherche de l'albumine.*

L'urine est recueillie dans un verre à pied, 100 cm^3 environ; on y ajoute 30 grammes de sulfate de soude ordinaire et on remue avec un agitateur en verre jusqu'à dissolution. Ce liquide est filtré sur une éprouvette de capacité convenable.

a) Verser dans un tube à essai 10 à 20 cm^3 du liquide filtré et ajouter quelques centimètres cubes de réactif de Tanret (solution acétique d'iodomercurate de potassium) ou de réactif d'Esbach (R. citropicrique).

S'il ne se forme pas de précipité, l'urine ne contient pas d'albumine :

> L'emploi de ces réactifs (préparés et livrés par la pharmacie) n'est utile que pour conclure à l'absence d'albumine lorsque leur addition à l'urine n'est suivie d'aucun louche ou précipité.

b) On peut encore opérer autrement : à 50 cm^3 du filtrat limpide placé dans un tube à essais, ajouter quelques gouttes d'acide acétique à un dixième jusqu'à réaction nettement acide, ce que l'on constate en plongeant dans le liquide une petite bande étroite de papier bleu de tournesol : le papier doit rougir instantanément ; filtrer dans un tube à essais, de manière à ce que le filtrat occupe les trois quarts environ du volume du tube ; chauffez-le latéralement vers son tiers supérieur, jusqu'à commencement d'ébullition, en donnant un léger mouvement de rotation autour de l'axe et en inclinant franchement le tube pour éviter les projections.

Examiner ensuite sur un fond noir en plaçant à côté du tube un autre tube à essais contenant la même quantité d'urine traitée comme ci-dessus mais non chauffée.

S'il ne se produit aucun louche, l'urine ne contient pas d'albumine : un trouble même léger indique la présence d'albumine vraie (sérine + globuline) mélangée ou non d'albumine acétosoluble. La séparation de ces diverses albumines est une opération qui ne peut être faite qu'au laboratoire du pharmacien.

Si, avant de chauffer le tube à essais contenant l'urine, on a omis d'ajouter l'acide acétique ou qu'on en ait ajouté une quantité trop faible, il peut se faire qu'une urine non albumineuse donne le nuage opaque qui caractérise l'albumine ; dans ce cas, si on ajoute dans le liquide chaud et trouble un excès d'acide acétique, le trouble disparaît entièrement, car il n'est dû qu'à des phosphates.

B. — *Recherche du glucose.*

Dans un tube à essais, placer 3 à 4 cm^3 de réactif cuprosodique.

Porter à l'ébullition et si le réactif reste limpide y verser aussitôt 1 cm^3 environ ou une vingtaine de gouttes d'urine.

Si l'urine est riche en glucose, il se forme un précipité jaune passant plus ou moins vite à l'état de précipité rouge (réduction); parfois aussi le précipité ne se forme pas immédiatement, le liquide contenu dans le tube devient brusquement jaune, puis le précipité se forme.

Si la réduction ne se produit pas après cette première addition d'urine, porter le contenu du tube à l'ébullition; si l'urine renferme du glucose en proportion notable, la réduction se produit alors; si cependant elle ne se produisait pas, ajouter de nouveau dans le tube 1 cm^3 d'urine, puis faire bouillir; si, après avoir renouvelé trois ou quatre fois l'addition d'urine et l'ébullition, on n'observe pas de réduction, c'est que l'urine ne renferme pas de glucose.

Il arrive parfois que la réduction n'est pas franche; on ne perçoit alors que des teintes ou précipités verdâtres ou bien une décoloration du liquide sans qu'il y ait réduction appréciable, ou sans que le précipité rouge ou jaune rougeâtre se forme nettement. Dans ce cas, il serait prématuré de conclure à la présence ou à l'absence du glucose et il y a lieu de dissiper toute incertitude en pratiquant sur l'urine d'autres essais (action de la phénylhydrazine, emploi du polarimètre, etc.), mais ces essais ne peuvent être pratiqués que dans le laboratoire d'un chimiste. Donc, quand les résultats obtenus dans les services sont douteux, il ne faut pas hésiter à faire remettre l'urine à la pharmacie.

Nous ne saurions trop insister sur ce point que l'on ne doit considérer les résultats obtenus par les méthodes que nous venons d'exposer que comme des indications préliminaires, qu'il est indispensable de contrôler; que l'on soit certain ou non du résultat, il est prudent de faire examiner ultérieurement les urines par un chimiste qualifié; c'est à lui seul que seront aussi confiés les dosages du sucre et de l'albumine, s'il en existe dans les urines. On n'omettra donc jamais, en lui faisant parvenir un échantillon d'urine, d'indiquer le volume émis par le malade en vingt-quatre heures afin de pouvoir connaître exactement la quantité de sucre et d'albumine éliminés, ce qui est un point important.

FIN

TABLE DES MATIÈRES

PREMIÈRE LEÇON

DEUXIÈME LEÇON

TROISIÈME LEÇON

QUATRIÈME LEÇON

CINQUIÈME LEÇON

SIXIÈME LEÇON

PARIS

TYPOGRAPHIE PLON-NOURRIT ET Cie

Rue Garancière, 8

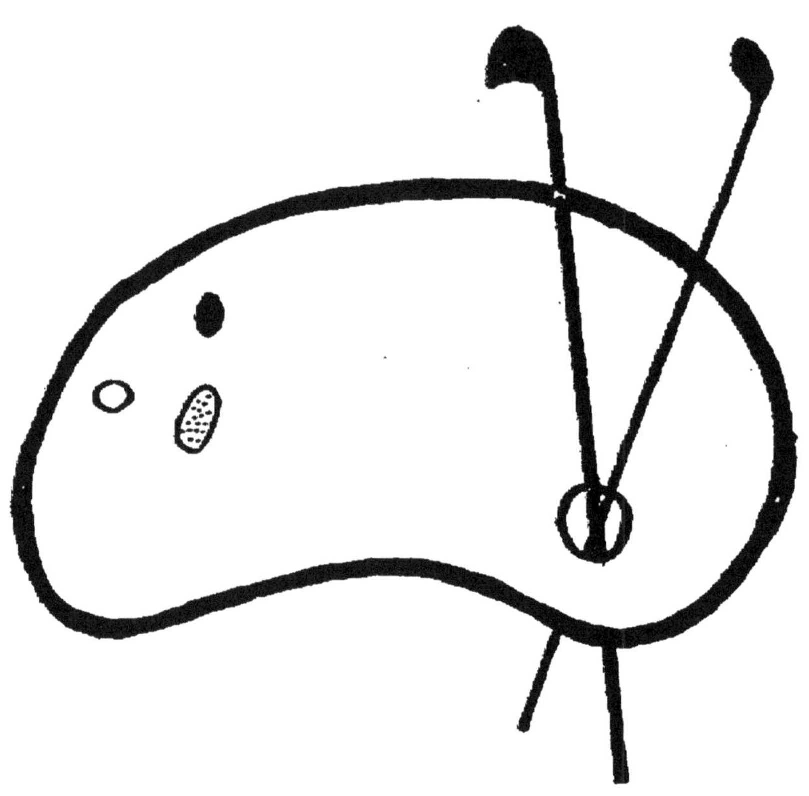

www.ingramcontent.com/pod-product-compliance
Ingram Content Group UK Ltd.
Pitfield, Milton Keynes, MK11 3LW, UK
UKHW021907260726
13966UKWH00006B/1054